健康掌握在自己手中

主动健康　科学运动

生命在于运动！

守护你的生命丛书

总主编/ 金大鹏

运动与生命

Life

Sport

主　编　丁荣晶

副主编　姜红岩　曹鹏宇　郭建军

编　者（按姓氏笔画排序）

丁荣晶　马　晶　王　娟　王　磊　王日旺
王国栋　卢翠莲　李　亮　杨小歌　肖　娜
吴灵敏　吴嘉慧　张　路　张宇航　范晓绵
赵　菁　赵丹莉　姜红岩　袁丽霞　袁望舒
郭建军　曹鹏宇　楚新梅

人民卫生出版社

·北　京·

图书在版编目（CIP）数据

运动与生命 /（英）丁荣晶主编 . -- 北京 ：人民卫生出版社，2026. 2. -- ISBN 978-7-117-38140-6

Ⅰ. R454

中国国家版本馆 CIP 数据核字第 2025W2H214 号

人卫智网	www.ipmph.com	医学教育、学术、考试、健康，购书智慧智能综合服务平台
人卫官网	www.pmph.com	人卫官方资讯发布平台

运动与生命

Yundong yu Shengming

主　　编：丁荣晶
出版发行：人民卫生出版社（中继线 010-59780011）
地　　址：北京市朝阳区潘家园南里 19 号
邮　　编：100021
E - mail：pmph @ pmph.com
购书热线：010-59787592　010-59787584　010-65264830
印　　刷：天津市光明印务有限公司
经　　销：新华书店
开　　本：710 × 1000　1/16　　印张：16
字　　数：165 千字
版　　次：2026 年 2 月第 1 版
印　　次：2026 年 2 月第 1 次印刷
标准书号：ISBN 978-7-117-38140-6
定　　价：88.00 元
打击盗版举报电话：010-59787491　E-mail：WQ @ pmph.com
质量问题联系电话：010-59787234　E-mail：zhiliang @ pmph.com
数字融合服务电话：4001118166　E-mail：zengzhi @ pmph.com

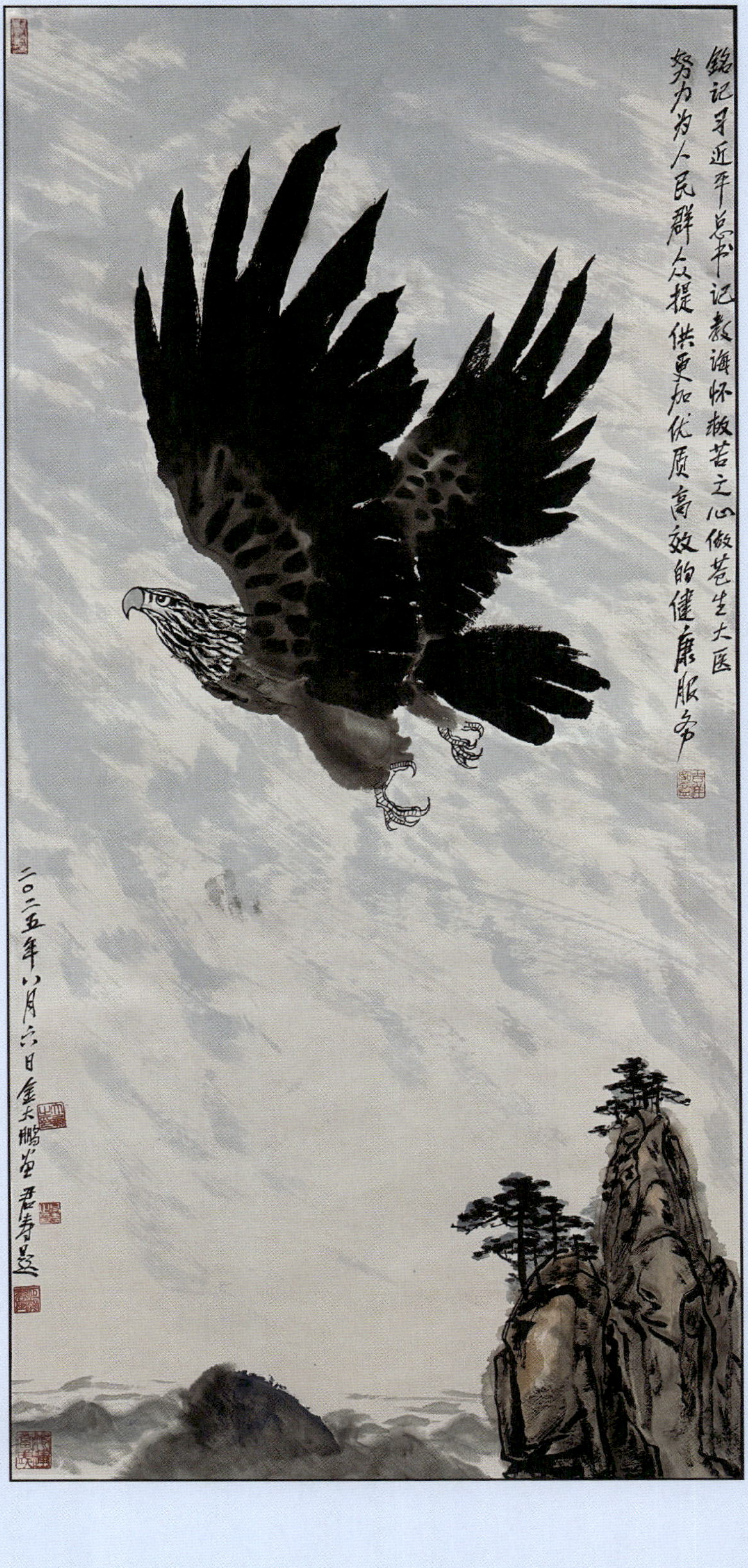
铭记习近平总书记教诲怀救苦之心做苍生大医
努力为人民群众提供更加优质高效的健康服务
二〇二五年八月六日金大鹏画 君寿题

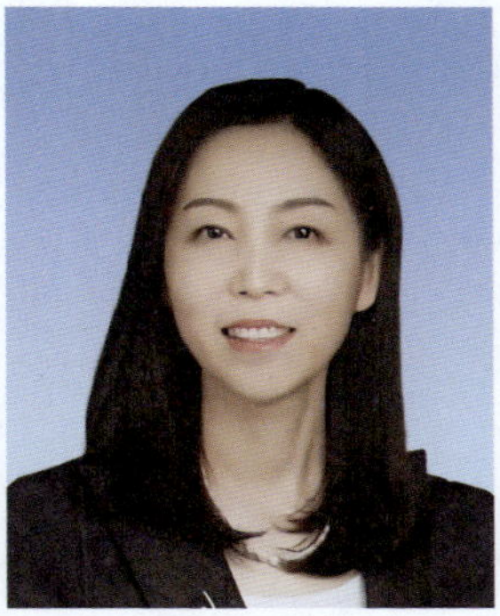

主编简介

丁荣晶，北京协和医院心血管内科主任医师，心脏康复学科带头人，康复医学科副主任，硕士研究生导师，擅长常见心血管疾病、双心疾病和心脏康复治疗。采用医学运动疗法，开创针对心力衰竭、心肌梗死、心肌缺血和代谢紊乱治疗的体医融合新模式。美国梅奥医学中心心血管高级访问学者，获美国心肺康复学会心脏康复专业人员资质认证（CCRP）。中国康复医学会心血管疾病预防与康复专业委员会候任主任委员，《中华心血管病杂志》《中华内科杂志》《中华全科医学》编委。主持国家级、省部级课题 7 项，获中华医学会科技进步奖三等奖 1 项，中国康复医学会科技进步奖一等奖和二等奖各 1 项，获国家实用新型专利 3 项，软件著作权 3 项。主编 / 主译著作 8 部，在国家级核心期刊发表文章 100 余篇，SCI 文章 40 余篇，作为主要执笔专家撰写我国心血管领域多个专家共识和指南。

内容简介

运动不仅是一种生活方式，更是一种科学有效的治疗手段。本书旨在帮助读者深刻认识运动对健康与长寿的重要价值。开篇即引入“主动健康”和“科学运动”的理念，以充分的科学依据为支撑，用通俗易懂的语言，向大众介绍多种可选择的运动方式，并详细阐述运动与心脏健康、运动与肺健康、运动与脑健康、运动与心理健康、运动与代谢健康、运动与免疫健康及运动与肌肉、骨关节健康等内容，结合心脏病、高血压、糖尿病、肥胖症、颈椎病等常见慢性疾病进行讲解，提供个性化的运动处方制定方法，让读者真正实现“因人制宜、科学锻炼”。本书特别为老年人和儿童提供有针对性的运动建议。本书内容全面、条理清晰，配有精美插图，使抽象概念具象化，便于理解和应用。无论你是健康人群还是慢性疾病患者，都能从中找到适合自己的运动方案，开启科学运动新篇章。

前 言

久坐不动的生活方式是当前最大的公共卫生问题，缺乏运动是各种慢性病最重要的危险因素。伏尔泰说："生命在于运动！"我们的身体无时无刻不在运动，如心跳和呼吸，是大家能感受到的，还有大量感受不到的运动，如血管中血液的流动、食物的消化吸收、骨髓的造血功能、免疫细胞排除异己、神经细胞传递递质、肾脏生成尿液等。如果哪个脏器不运动了，人体就会出现脏器功能衰竭。同样，如果人体总是处于静养状态，这些脏器也会出现失用性萎缩。卧床 4 小时肌肉中的蛋白质合成减少，肌肉开始萎缩；卧床 24 小时身体功能老化 2 岁；卧床 48 小时胃肠蠕动减慢，血流动力学不稳定；卧床 1 周肌肉减少 10%~15%，肺不张，循环血量减少 700~800 毫升，体位性低血压。所以，人体需要保持适当运动。运动是我们人类能主动提升自己健康水平的主要获益手段。运动，可促进血液循环、提高机体代谢、改善消化吸收、增强骨髓造血和免疫力、促进神经细胞重塑。《吕氏春秋 · 尽数》曰："流水不腐，户枢不蠹"，形象说明了"动"的重大意义，强调了运动对于保持健康和活力的重要性。唐代孙思邈说："流水之常新，户枢之晚朽，以其运动故也"，更提出运动可使"百病除行，补益延年，眼明轻健，不复疲乏"。毛泽东同志说："发展体育运动，增强人民体质"。久坐不动对身体有害无益，但运动过度同样有损伤，运动的获益和损伤并存，不是运动强度越大越好。饮食有节，起居有常，不张不弛，无刚无柔，宜动则动，宜静则静。本书正是奉行了我国先哲理念，结合现代医学理论和临床实践，由掌握医学运动治疗的临床心血管医生、心脏康复医生、康复专业医生、康复师以及体育专业老师共同撰写。他们不仅在为健康人士提供运动指导、给心脏病患者做运动治疗方面有丰富的经验，而且对运动生理学也有充分的了解，对于运动的有效性和风险有非常丰富的经验积累，他们的建议值得信赖。本书是关于医学运动治疗的科普图书。希望大家通过本书可以了解不运动的危害，运动的好处，如何运动可以获得最大的健康收益，以及运动如何能成为一种治疗手段。健康掌握在自己手中，愿大家主动保持健康，科学运动！

编者

2025 年 10 月

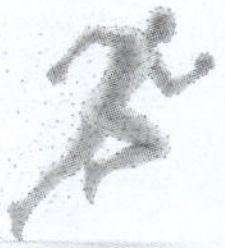

第一章

运动是良医

第二章

运动与生命

第三节 运动与心脏健康 99

第四节 运动与肺健康 119

第一章

运动是良医

第一节 不动和少动是当前最大的公共卫生问题

一、为什么久坐少动是当前最大的公共卫生问题

2011 年，中国近 1500 万人因体力活动不足而导致脑血管疾病发生。《2020 年全民健身活动状况调查公报》显示，我国成年人经常参加体育锻炼人数比例为 30.3%。2021 年 8 月 3 日，国务院印发的《全民健身计划（2021—2025 年）》中提出，到 2025 年，经常参加体育锻炼人数比例将达到 38.5%。

据统计，国内成年人平均每天坐着的时间超过 8 小时，甚至有人长达十几小时。久坐行为习惯在日常生活中具有普遍性，且日渐升高。

2022 年《柳叶刀》子刊发表的一项研究发现，与每天久坐不动时间不超过 2 小时的人相比，每天久坐不动时间超过 6 小时的人患 12 种慢性病的风险增加 26.7%，包括冠状动脉性心脏病、糖尿病、抑郁症、偏头痛、痛风等。

听专家说

1. 久坐少动可能导致哪些慢性病

一项由中国学者发表在《美国医学会杂志》（*The Journal of the American Medical Association*，*JAMA*）子刊的研究表明：每天久坐 8 小时，死亡风险增加 20%；而且，这种风险在中低收入人群中更为突出！

《柳叶刀》子刊《临床医学》（*EClinical Medicine*）上刊登的超大型队列研究显示：每天久坐 >6 小时，与 12 种非传染性疾病的风险增加有关，包括偏头痛、类风湿关节炎、慢性阻塞性肺疾病（COPD）、慢性

肝脏疾病(CLD)、糖尿病、抑郁症、慢性肾脏病(CKD)、哮喘、甲状腺疾病、痛风、憩室病和冠状动脉性心脏病(CHD)。

2. 经常运动有哪些好处

坚持规律运动可以预防和治疗多种慢性病,控制好慢性病可以降低急性感染的死亡风险。病情稳定的慢性病患者可以按照世界卫生组织(WHO)的身体活动建议,居家期间采用简便易行的方式规律运动,按照运动处方进行运动可以获得更好的健康收益。经常运动的女性的收缩压和舒张压比不经常运动的女性分别低4.60毫米汞柱和3.28毫米汞柱;经常运动的男性的舒张压低于不经常运动的男性。经常运动的患者其空腹血糖也较低;随机血糖和糖化血红蛋白(HbA1c)与一贯不运动的患者相比,也相对低。

健康术语

高强度间歇性运动

高强度间歇性运动是指在一定时间内,交替进行高强度运动和低强度运动的运动方式。相比于传统的持续性运动,高强度间歇性运动省时高效,能够更有效地增强心肺功能和肌肉力量。

二、为什么缺乏运动是心血管疾病的主要危险因素

WHO表示,体力活动不足已成为全球第四大死亡风险因素。10个美国成年人中有8个没有达到指南所推荐的有氧运动和肌肉增强运动的要求,并且与心血管疾病(CVD)的高负担有关。在CVD风险较高的人群中,如某些群体(老年人、女性和社会经济地位较低的群体等),以及在某些环境(如农村)

中，人们体力活动的水平较低。

缺乏运动是 CVD 发病和全因死亡的重要危险因素，而定期的中等强度到剧烈运动可降低以上风险。一项长达 30 年的大型研究显示（*n*=116221），自我报告闲暇时间的中等强度运动和剧烈运动均与 CVD 发病和全因死亡风险呈负相关（如果满足上述 WHO 建议的中等强度或剧烈运动要求，全因死亡风险会分别降低 19%~25% 和 15%~31%）。

此外，当每天步数较多（达到每天 8000~10000 步），尤其是以高强度（每天 30 分钟）进行时，与 CVD 发病率降低相关（每增加 2000 步，全因死亡风险降低 10%）。最近的证据表明，少量运动也可能是有益的，研究发现，尽管每周 50~60 分钟的剧烈运动与 CVD 发病率和病死率最大程度降低相关，但少量运动（每周 15~20 分钟）也可以降低 CVD 死亡风险约 40%。

听专家说

1. 为什么缺乏运动是心血管疾病的主要危险因素

体力活动与血压和高血压状态呈负相关。根据 2016—2018 年美国健康访谈调查，成年人中符合有氧体力活动指南要求的比例，高血压者与无高血压者相比较低。同样，行为风险因素监测系统 2015 年自我报告的体力活动数据表明，美国高血压患者达到指南要求的有氧运动、肌肉强化，或两者兼而有之的比例要比无高血压者低 12%~33%。

久坐不动与心脏代谢风险增加和胰岛素抵抗独立相关。缺乏运动导致血管内皮功能受损和血管弹性降低，其特征是一氧化氮生物利用度降低、血管炎症加重、脉搏波传导速度增快及继发性不良血管重构。久坐不动老年人的不良血管重构，增加了发生心血管事件的风险。

2. 运动锻炼改善心血管结构和功能的主要机制是什么

《英国医学杂志》（*BMJ*）子刊《英国运动医学杂志》上的一项新研

究指出，定期进行肌肉强化运动（例如举重），不仅可以提高骨骼和肌肉质量，还可以改善心血管健康状况。例如，每周进行 40~60 分钟此类运动，CVD 死亡风险降低 17%。值得注意的是，尽管中等至高强度有氧运动和肌肉强化运动都与心脏代谢健康状况的改善和死亡风险降低有关，但两者结合才能显示最大效果。

规律的身体活动和锻炼不仅在心血管疾病一级预防中发挥重要作用，而且对二级预防也有益。2023 年，《欧洲心脏病学杂志》（*European Heart Journal*）（IF=35.855）上发表了一篇综述，提示缺乏体力活动是心血管疾病与死亡的重要风险因素，而中、高强度适宜运动有助于降低心血管疾病与全因死亡风险。

除此之外，定期进行体力活动能够减少传统心血管危险因素带来的不利影响，包括降低低密度脂蛋白、降低体重指数、提高胰岛素敏感性和降低血压。有氧运动能够使冠状动脉性心脏病（冠心病）患者的高敏 C 反应蛋白降低 40%；运动可抑制炎症因子的产生，从而发挥抗炎作用。

同时运动促进心血管健康是一种全身系统性效应，涉及神经、内分泌、免疫等多个系统，其核心是运动通过短暂缺氧、氧化应激和机械力刺激（如血流加速）等激活机体内源性保护机制，包括激活细胞生存信号、改善机体代谢、提高抗氧化能力、促进干细胞动员等。

健康术语

有氧代谢运动是指以增强人体吸入、输送与使用氧气能力为目的的耐力性运动，在运动过程中，人体吸入的氧气量与身体需求基本持平。也就是说，人在运动中需要增加氧气的供给，而在进行有氧代谢运动时，机体通过适度加快心率与呼吸，就可以满足这一需求，实现氧气供与需的平衡。

三、为什么缺乏运动会增加痴呆风险

阿尔茨海默病（Alzheimer disease，AD）是老年人最常见的中枢神经系统退行性疾病之一，其主要表现为认知障碍。根据国际阿尔茨海默病协会最新发布的统计数据，预计到 2030 年全球痴呆患病人数将增加到 7500 万。AD 严重降低了患者的生活质量，也加重了家庭和社会的负担。

2007 年，美国运动医学学会和美国医学会正式提出“exercise is medicine”概念，译为“运动是良医”。适量的运动不仅可以提高身体素质、增强心肺功能、增加体内氧气运输、促进新陈代谢等，而且对大脑也有非常明显的益处，如增加脑血流量、提高大脑内氧摄取率和葡萄糖利用率、促进生长因子生成和血管生成、增加神经发生，以及减少氧化应激等。运动已被证明可以降低 AD 发生风险或延缓 AD 发展进程。

听专家说

1. 为什么缺乏运动会增加痴呆的风险

缺乏运动和随之而来的较低的能量消耗毫无疑问地导致了脑血管疾病，例如缺血性脑卒中和出血性脑卒中，而这些疾病被认为是血管性痴呆的主要原因。长期缺乏运动会导致脑部供血不足，影响脑功能。

2. 运动为什么能预防老年期痴呆

近年来，科学研究不断揭示，定期进行体育活动同样对大脑健康产生了积极影响，特别是在预防和减缓神经退行性疾病（如阿尔茨海默病）方面。更具体地说，运动被发现能够促进大脑释放一种名为脑源性神经营养因子的蛋白质，这种蛋白质对于神经细胞的生长、维持以及新的神经连接的形成至关重要。此外，运动通过促进血液循环，向大脑输送更多的氧气和营养物质，从而支持大脑健康。运动也可以刺激大脑神经元的生长，有助于保持良好的认知功能。

3. 哪些运动适合老年人

快步走、老年瑜伽、八段锦、手指操、咀嚼操等锻炼方式，或能够从整体功能角度促进全身血液循环和新陈代谢，或能够从精细运动角度延缓周围神经退化，增加脑血流量，同时维护老年人的身体和精神状态，有效预防AD，提升晚年生活的幸福指数。

健康术语

协调性训练

如果说大脑是一个精确运转的机器，那么协调性就是这台机器多个组件协同运行的调度中心，是大脑高效运转的一项基本功能。协调性除了与运动控制和平衡息息相关，还对学习及认知能力有重要影响。在人体的所有器官中，手是最灵活和最复杂的器官，由手指和手掌组成，其中手指运动发挥着重要作用。研究表明，手指运动的投射面积占大脑表层运动区的绝大部分，以手指为中心进行的各种精细活动，可以使大脑皮质得到有效刺激，有效延缓老年人认知功能的衰退。虽然迄今为止，AD 的发病原因尚未明确，但作为家人如果能留意到老年人的认知变化，一定能对 AD 的发生发展起到有效的预防作用。

四、为什么久坐少动会增加心力衰竭风险

心力衰竭（简称“心衰”）可以简单理解为心脏这个“泵”的工作能力变弱了，不能有效地将血液输送到全身。美国女性健康倡议观察研究（WHIOS）中，对近 8.1 万名 50~79 岁女性随访 9 年的数据显示，每天久坐时间超过 6.5 小时、单纯坐着的时间超过 4.5 小时，都与心力衰竭住院风险上升有关。

听专家说

1. 久坐少动会对心脏造成哪些具体伤害

长期久坐会导致相关肌肉长期处于静力性紧张或废用状态，影响下肢的血液循环，使静脉回流受到阻碍，容易形成下肢深静脉血栓，血栓可能会随着血液阻塞肺血管造成肺栓塞，进而影响心脏功能。

长期久坐还会使心跳速率变慢、节律紊乱，导致身体发生微循环障碍并诱发心律失常。

长期久坐会引起血液循环减慢，心脏长期处于低强度泵血模式，缺乏有效锻炼，易导致心肌收缩力减弱、心血管调节能力下降，久之会使心脏功能衰退，引起心肌萎缩、动脉硬化、高血压、冠心病等心血管疾病。

另外，长期久坐，缺乏适度的体力活动，脂肪代谢率下降，容易造成血脂升高，脂肪可能会沉积到血管壁上并且形成斑块，堵塞心脏血管，导致心肌缺血。

久坐时运动量减少，可能会导致血液循环减慢，长此以往可能会导致心脏储备功能减退，容易造成活动耐力不足等。

2. 心力衰竭的常见症状有哪些

在日常生活中，心力衰竭患者常常会感到胸闷、气短，特别是当患者进行重体力劳动时，呼吸困难、心悸、喘息和气短等症状会更加明显，而在休息之后，这些症状通常会有所缓解。此外，患者还可能在夜间突然憋醒，需要迅速坐起，这种情况一般需要较长时间才能缓解。

除了呼吸困难，患者还可能出现疲劳和乏力的症状。由于心脏泵血功能下降，全身组织得不到充足的氧气和营养，患者经常感到疲惫不堪。对于老年人来说，他们可能还会出现意识模糊、记忆力减退、焦虑、失眠等症状。

心力衰竭患者还可能出现水肿，尤其是腿部和腹部。这是因为心脏泵血功能障碍，体液在组织间隙积聚。体液潴留还可能使患者出现体重增加的现象。此外，心力衰竭患者的尿量也可能发生变化，如白天尿量减少，夜间多尿。这些症状的出现都是心力衰竭影响肾脏功能的结果。

3. 容易诱发心力衰竭的六种情况

第一，感染可直接损害心肌或间接影响心脏功能，如呼吸道感染、风湿病等。

第二，过度的体力活动和情绪激动，可增加心脏负荷。

第三，严重心律失常，特别是快速性心律失常，如心房颤动、阵发性心动过速等。

第四，贫血、妊娠、分娩、过多过快地输液、过多摄入钠盐等。

第五，洋地黄中毒或不恰当地停用洋地黄。

第六，肺栓塞等。

健康加油站

心力衰竭患者的运动要点——吸气肌训练

吸气肌训练是一种安全、有效的辅助心脏康复的手段，可提高慢性心力衰竭（chronic heart failure，CHF）患者的生活质量，包括增加吸气肌力量、增加吸气耐力、提高运动能力、减轻呼吸困难症状。患者可以采取不同的姿势（卧位/坐位/站立位）进行训练，具体方法：缓慢呼气至结束，逐渐调动膈肌将腹部隆起。每组做8~12次，共做2组。根据实际情况逐渐增加次数和组数。另外，也可以采用吸气训练器械进行训练。

五、为什么久坐少动会增加骨质疏松和骨质增生风险

适度、科学的运动系统活动对人体的其他各系统（如消化系统、呼吸系统、循环系统、神经系统）都有促进作用。因此，经常参加生产劳动和锻炼可以增强体质。不运动的人，肌肉供血不足，往往造成肌肉营养缺乏而萎缩，力量减退，

肌肉弹性下降，而且容易发生损伤。经常运动的人，骨骼变得粗壮，而瘫痪和长期卧床的人，骨质变得疏松，肌肉无力而萎缩。此外，经常运动，不仅有利于增强运动系统、消化系统、呼吸系统、循环系统的功能，还可以控制体重。

听专家说

1. 久坐少动对人体骨骼、关节、肌肉有哪些危害

久坐不动，加上长期坐姿不良，容易导致颈椎病、腰椎病等；久坐不动，关节滑液分泌减少，容易引发关节炎、骨质增生。久坐会导致骨骼受力不足，骨量减少，使骨质疏松的风险增加。骨质疏松者（尤其是老年人）因跌倒而发生骨折的概率大大增加，而骨折也将导致更不活跃的久坐不动的生活方式。

久坐不动会使肌肉长时间处于静止状态，导致肌肉变弱和肌肉萎缩。肌肉变弱会使我们完成一些体育活动甚至站立和行走变得困难。久坐不动，臀肌会忘记怎么复原，就算站起来或是运动时也仍然保持放松状态，这就是臀肌失忆症（又称死臀综合征）。臀肌失忆症会让臀部变得扁平且松弛，非常影响美观，而且还会影响身体其他部位的功能，导致大腿粗和腰背痛等。

2. 为什么运动可以预防骨质疏松

研究证明，运动可以延缓骨质疏松的发生，降低骨折风险。运动可以有效增加骨密度、骨量和骨强度，此外，增强肌肉力量的运动还能提高年轻人和老年人的平衡能力，降低跌倒和骨质疏松性骨折的风险。因此，运动是预防骨质疏松的首选非药物性方法。运动使肌肉、韧带强而有力，可以更好地固定关节，加强骨的坚固性。

3. 为什么运动可以预防骨质增生

经常运动，可以使关节内不断分泌滑液，滑液对关节有营养作用，可以推迟其老化；可以促进血液循环，使机体各部位获得充足的营养，使各关节保持较大的活动范围，关节软骨受力

均匀，不至于软化。相反，不坚持运动的人，关节软骨因缺乏适度力学刺激而加速退变，易造成关节炎。这就是运动锻炼能预防骨质增生的原因。

健康术语

抗阻运动：又被称为力量训练，通常是指为了增强肌肉力量、耐力和体积，使身体进行克服阻力的运动。在抗阻运动中，得到广泛应用的是循环抗阻训练，即重复多次、中低强度的抗阻训练，主要指练习者在完成一个动作之后紧接着开始下一个动作的训练，是一种由多种力量型训练共同组成的练习，能够有效锻炼人体的肌肉力量、协调能力和平衡能力，并能够提高骨骼肌的质量，使得骨骼肌Ⅰ型和Ⅱ型肌纤维横断面增加，从而增强骨骼肌的力量。

六、长期卧床对身体有哪些影响

传统观点认为，肾炎、高血压等慢性病患者，应多睡觉、多卧床休息，方才有利于身体康复。现代医学证实，这种观点是不正确的。多数人患病后就常躺在床上，忧心忡忡，过度紧张，甚至唉声叹气，精神不振，加之脑组织要消耗大量的葡萄糖、氧气、卵磷脂、氨基酸等营养物质，会造成大脑暂时的营养不足，以致出现头晕、乏力等症状，造成体力不佳。

长期卧床，会使胃肠功能减弱，食欲不振，全身营养缺乏，对身体本身和抵抗疾病都不利。严重者，肢体总是处于静态之中，可能造成肌肉萎缩、骨骼脆性增加和关节不灵活，使肢体僵化。

人躺在床上长时间不动，势必会造成血液循环缓慢。血液是向身体各组织器官供应营养和氧气的重要载体，如果血液循环不畅，会使全身健康受损，还会导致其他疾病的发生。

听专家说

1. 长期卧床对人体有哪些危害

呼吸系统并发症：长期卧床患者抵抗力降低，卧床时间太长及重力作用，会引起坠积性肺炎和二氧化碳潴留。应指导患者做深呼吸，主动咳嗽，同时轻拍背部促进痰液排出，根据病情更换卧位姿势，积极治疗上呼吸道感染，保证营养及水分的摄入。

对骨骼和肌肉的影响：由于肌力、耐力减退，肌肉体积缩小、肌肉萎缩，容易发生骨折、关节僵硬、畸形、腰背疼痛等，应鼓励患者每天定时、适度地做主动性和被动性的肢体运动，注意不同方位关节运动。

循环系统并发症：主要为静脉血栓的形成。长期卧床，由于静脉血液回流减慢，血液黏滞度增高，易发生静脉血栓，尤以双下肢多见。应每天按摩下肢肌肉，以促进血液循环，鼓励并协助患者在床上做主动或被动的肢体屈伸运动，如膝、踝及趾关节的伸屈运动、举腿运动。

对皮肤的影响：长期卧床使身体的局部组织受压，导致组织缺血、缺氧，易发生压疮，故应加强皮肤护理。使用气垫床，以解除局部压力，促进血液循环。保持患者床铺清洁、平整、无碎屑，以避免皮肤与碎屑及床单皱褶产生摩擦等。每 1~2 小时协助翻身、叩背，环形按摩受压处皮肤，动作要轻柔，骨突处用气垫圈，及时观察患者皮肤情况。

泌尿系统并发症：长期卧床的患者可能发生排尿困难、尿潴留、尿路感染等。应保证患者每天摄入足够的水分，每晚用温水擦洗会阴部，保持会阴部清洁，动作轻柔，勿擦伤皮肤。

消化系统并发症：由于缺少活动，肠蠕动减弱，容易引起肠胀气、食欲缺乏、便秘等，应做到饮食规律、少食多餐，给予营养丰富、易消化的饮食，避免辛辣刺激性食物。养成定时排便的习惯，注意观察记录大便的颜色、性质及量。

对心理的影响：长期卧床，易使患者产生心理方面的问题。患者往往容易出现焦虑、恐惧、抑郁、失眠、自尊改变、愤怒、挫折感等。应加强对患者的心理疏导与精神支持，缓解其负面情绪，可听轻音乐、做游戏等，以分散注意力。

2. 哪些患者不可急着下床活动

（1）生命体征不平稳，病情较重，需要密切观察的患者。

（2）头部或腰部有重要的引流管的患者。

（3）有脑脊液漏的患者。

（4）蛛网膜下腔出血（脑出血）患者。

（5）垂体瘤及脊髓肿瘤术后患者。

（6）动脉瘤栓塞术后伤口有出血仍需制动的患者。

（7）剧烈头晕、头痛患者。

（8）肢体功能障碍患者。

3. 长期卧床患者的康复指导措施有哪些

（1）首先要采取各种措施维持身体各部位正常姿势，预防姿势畸形，比如采用良肢位摆放，或采用适当的护具防止关节畸形。

（2）对于完全不能主动活动的患者要勤翻身，并保持皮肤清洁。

（3）根据患者情况进行各种主动运动、助力运动或被动运动等。

（4）尽量让患者保持正常的睡眠－觉醒周期。

（5）鼓励患者与家属多沟通、多交流，增强患者的社交能力及自信心。

（6）对于食欲不佳的患者，做到少食多餐，促进食欲，另外要注意营养均衡搭配。

（7）除运动治疗外，可运用物理因子治疗等方法预防血栓形成。

健康术语

关节活动度：是指关节活动时可达到的最大弧度，又称关节活动范围。

关节活动度测定是评定肌肉、骨骼及神经损伤的基本步骤，是评定关节运动功能损害的范围与程度的指标之一。长期卧床会使关节的活动范围减小，建议卧床期间进行被动关节活动训练。

七、衰弱对健康有哪些危害

衰弱是一种由多种因素共同作用形成的老年人常见的临床综合征。其特征表现为机体力量、耐力及生理功能的减弱。

衰弱状态增加了死亡、失能、谵妄及跌倒等事件的风险。随着人口老龄化，衰弱逐渐成为威胁老年人健康的重要问题。

衰弱与疾病及体能下降有关系。随着年龄增长，衰弱的概率和程度都会增加，但依旧有一部分老年人不会衰弱。衰弱是可防可控、可逆的疾病，控制体重、合理地摄取营养和科学锻炼可帮助逆转衰弱。

听专家说

1. 衰弱有哪些危害

衰弱的老年人在应激状态下可发生一系列临床不良事件，如功能下降、跌倒、免疫力下降、行动不便。

老年人在衰弱状态下，器官功能迅速下降，出现严重的耳聋、眼花等现象。这与老年人受损组织再生能力下降及器官衰老、炎性损伤有关。

除了导致机体功能下降，衰弱还会导致老年人跌倒现象频发，严重者会造成骨折、关节错位甚至死亡。据研究，跌倒发生率与衰弱程度呈正相关，可能是由于衰弱老年人视力下降，以及肌肉力量减弱。

除了上述危害，衰弱老年人常存在肌肉功能衰退、运动量不足、睡眠不佳等问题，衰弱还会导致老年人免疫力明显下降，进而使疾病发生率升高，并引发疲乏等不良后果。此外，衰弱会诱发或加重相关疾病。比如，由于衰弱老年人炎症状态下斑块不稳定，造成心血管疾病发病率上升；由于慢性炎症反应、氧化应激加剧等机制，衰弱与认知障碍相互作用，互为因果。与非衰弱人群相比，衰弱使认知障碍的风险增加了 4.7 倍，对老年人的健康及预期寿命构成重大威胁。

2. 健康的老年人和衰弱的老年人在现实生活中有哪些不同的表现

比如，面对同样的三餐饮食，衰弱的老年人由于吸收功能减弱，自身代谢能力下降，无法正常吸收，更易出现营养不良。面对同一个门槛，健康的老年人能够轻松迈过去，但衰弱的老年人则很难做到。

除此之外，老年人衰弱的临床表现包括握力下降、行走速度下降、不明原因的体重下降、活动度降低，以及经常出现疲劳。因此，衰弱的老年人会承担更多的风险和不良后果，如功能下降、跌倒、行动不便、失能、住院和死亡。这不仅危害老年人的健康生活，也造成了医疗资源的消耗和家庭社会负担的加重，成为各类社会问题的导火线。

3. 如何预防和延缓衰弱

控制体重和饮食：控制体重包括两方面的内容，一方面老年人要避免营养过剩而导致的体重增加；另一方面要防止营养不良而导致的体重下降。

首先，要摄入足够蛋白质。肌少症也是衰弱的一种表现，而肌肉减少与缺少蛋白质有关。老年人要摄入充足的蛋白质来帮助增强肌肉力量。日常可以多摄取优质蛋白，如鱼肉、瘦肉、禽类、鸡蛋等。

其次，还要额外补充维生素，如维生素 D、维生素 C、维生素 E 等，可在医生的指导下服用一些维生素补充剂，帮助延缓衰老。衰弱者可补充多不饱和脂肪酸，如深海鱼类、鱼油、坚果等；少食多餐，选择易消化食物，注意粗细粮及荤素搭配，优化饮食结构，合理分配一日三餐的热量比例。

运动锻炼不能停：合理的运动锻炼有助于提升心血管系统的适应能力，控制体重，改善糖脂代谢。对于一般情况较好的衰弱者，建议选择太极拳、步行、慢跑等中、低强度的运动，在专业医师的管理下设定运动量，如每周运动 5 次，每次 10~30 分钟。

适当的抗阻训练配合营养管理，有助于改善衰弱状态，促进肌肉增长。锻炼的方式、强度要根据衰弱者的身体状态、疾病情况而定，例如卧床者主要依靠外力协助进行床垫上的被动运动，或使用瓶装矿泉水增加小量负重；非卧床者主要在床旁进行轻度体能锻炼，例如床旁踢腿、拉拽弹力绳、举小哑铃等。

健康术语

平衡能力测试——单腿站立时间

双手打开，保持平衡，单脚站立于平地上，另一只脚微微抬起，距离地面 10~15 厘米，当双腿保持稳定时，开始计时，如果出现抬起腿落地，或者支撑腿明显晃动，暂停测试，一共测试两次。1 分钟为满分。受试者可根据实际测试结果评估自身的平衡能力。

第二节　运动与健康

一、运动对健康有哪些积极影响

生命在于运动，运动是健康长寿的基石。健康是人类生存和发展的基本要素，没有健康，一切皆无从谈起。健康不仅属于个人，也关系到社会整体的福祉。坚持体育运动不仅能增进健康，还能预防疾病。运动可以显著增强心肺功能，降低心血管疾病风险；可以控制体重，减少体脂，增强肌肉力量和增加骨密度，有效预防骨质疏松和骨折；还可以降低糖尿病和高血压的风险。此外，运动还能显著减轻焦虑和抑郁，提升整体幸福感，对长期健康发展产生积极影响。

听专家说

运动作为一种多方面的健康促进手段，对身体和心理健康都有显著的积极影响。通过推广和鼓励运动习惯的养成，可以有效提升公共健康水平，造福社会大众。

1. 运动能改善心血管健康状况

定期进行有氧运动，如跑步、游泳和骑自行车，可以显著增强心脏功能和提高心肺耐力。这类运动不仅能降低高血压、冠心病和脑卒中的风险，还能优化血脂水平，增加高密度脂蛋白胆固醇，降低低密度脂蛋白胆固醇，从而进一步减少心血管疾病的发生。

2. 运动是体重管理的有效手段，并能促进骨骼和肌肉健康

运动通过消耗热量，有助于维持能量平衡和健康体重。结合健康饮食，运动可以有效减少体脂，增加肌肉含量，提高基础代谢率。此外，规律的体重负荷运动，如跑步和跳绳，可以增加骨密度，预防骨质疏松和骨折。同时，力量训练可以提高肌肉质量和力量，改善身体姿态和功能，降低跌倒和受伤的风险。

3. 运动能促进慢性病的预防与管理

定期运动可以降低2型糖尿病、高血压和代谢综合征的风险。此外，对于已经患有这些慢性病的人群，运动可以作为一种有效的管理手段，改善病情，延缓疾病进展。

4. 运动有利于心理健康，提高生活质量

运动通过释放内啡肽和其他神经递质，产生积极的心理效应，有助于减轻压力、焦虑和抑郁，进而带来心理和社交方面的积极变化。此外，运动有助于人们更好地应对日常生活中的挑战，提高整体生活满意度。

健康
加油站

建议制订适度而稳定的运动计划，逐步增加运动强度和时长，特别是有健康问题或疾病史的人群，应定期进行健康检查并咨询医生的建议。为避免过度训练和运动引起的损伤，务必合理安排休息和恢复时间。最重要的是，将运动视为促进健康和享受生活的一部分，从中获得身体和心理健康的双重益处。

二、哪些人群特别受益于运动对健康的影响

根据生物学中“用则进，废则退”的规律，长期坚持运动对健康的益处显著。普通人群可通过运动改善心血管及心理健康状况，管理体重；老年人可通过运动促进肌肉和骨骼健康，提升认知功能；慢性病患者可通过运动控制血糖和保持心脏健康；肥胖人群可通过运动减轻体重，改善代谢；青少年和儿童可通过运动促进身体发育和心理、社交发展；孕妇可通过运动控制体重，为分娩做准备。科学合理的运动计划能确保安全、最大化健康收益。

听专家说

运动对健康的积极影响覆盖各类人群，其中慢性病患者及高风险人群可从中获得更为明确的健康获益。定期的适量运动不仅有助于预防疾病，还能显著改善现有的健康问题，提升生活质量。

心血管疾病患者：运动是心脏康复的重要组成部分，规律运动可以增强心脏功能，降低心脏病复发的风险。心血管疾病患者通过有氧运动和力量训练可以增强心肺功能，促进血液循环，降低血压和胆固醇水平。此外，运动还有助于控制体重、降低血脂和血压，从而降低心脏病的发病率。

糖尿病患者：运动有助于提高胰岛素敏感性，帮助糖尿病患者更好地控制血糖水平。定期进行有氧运动和力量训练可以降低血糖，减少糖尿病并发症的发生。

肥胖人群：运动是减肥和维持健康体重的重要手段。运动可以增加能量消耗，促进脂肪燃烧，改善新陈代谢，从而帮助肥胖者实现体重管理目标。此外，运动还能降低肥胖者患高血压、心脏病、糖尿病和某些癌症的风险。

老年人：力量训练和灵活性训练可以增强肌肉力量，提高平衡和协调能力，降低跌倒和骨折的风险。有氧运动有助于维持老年人的心血管健康，延缓动脉硬化和其他心血管疾病的进展。

慢性呼吸系统疾病患者：运动有助于提高慢性阻塞性肺疾病和哮喘患者的肺功能，增强呼吸肌力量，提升呼吸效率。规律运动有助于减轻呼吸困难，增强耐力，提高生活质量。

心理障碍人群：运动被证明可以提高大脑中内啡肽的水平，改善情绪，减轻抑郁和焦虑症状。此外，运动还能提升自尊心，增强认知功能，整体改善心理健康状况。

职业性久坐人群：运动有助于减少长时间坐姿带来的不良影响，如缓解腰背疼痛和肌肉僵硬；运动可促进血液循环，降低久坐相关疾病的风险。

孕妇：适度运动可以帮助控制体重，增强心肺功能，缓解孕期不适，增强体力，促进产后恢复。

青少年和儿童：运动可促进身体健康和生长发育，增强免疫系统功能，提高学习成绩和注意力，培养团队合作和社交技能。

健康
加油站

运动对心血管疾病患者、糖尿病患者、肥胖人群和老年人尤为重要。通过定期适量运动，这些人群可以增强心肺功能、控制血糖、管理体重和增强肌肉力量。请确保逐步增加运动量，选择适合的运动方式，保持充足睡眠与均衡营养，并咨询专业人士，获得个性化指导。

三、运动对预防慢性疾病有何作用

在人的一生中，衰老和慢性疾病往往是难以避免的。对于疾病，许多人不得不被动接受治疗，如药物治疗或手术干预。然而，许多疾病采用以上治疗方法也并不能完全解决。在各种预防和治疗方法中，运动作为主动治疗手段常常被忽视，实际上它在预防慢性疾病方面起着至关重要的作用。运动可以通过降低血压、改善血脂水平、增强心脏功能来促进心血管健康，同时提高胰岛素敏感性，有助于预防和管理 2 型糖尿病。此外，运动还能降低感染和某些癌症的风险，提升认知功能，延缓阿尔茨海默病和帕金森病的进展。因此，积极运动，可以有效改善整体健康状况，提高生活质量，并降低患慢性疾病的风险。

听专家说

运动在预防和管理下述多种慢性疾病中起着至关重要的作用。

1. 心脑血管疾病

高血压：有氧运动（如快走、跑步、游泳）可以帮助降低血压，增加血管的弹性，促进血液循环。

冠心病：定期运动可以降低低密度脂蛋白胆固醇（LDL-C，被称为

“坏胆固醇”）和甘油三酯水平，提高高密度脂蛋白胆固醇（HDL-C，被称为“好胆固醇”）水平，降低动脉粥样硬化的风险。

心力衰竭：适度运动可以增强心脏的泵血功能，提高运动耐力。

脑卒中（又称“中风”）：运动有助于促进血液流动，降低血压，降低脑卒中的发生率。

2. 糖尿病

1型糖尿病：运动有助于提高胰岛素敏感性，帮助更好地控制血糖。

2型糖尿病：有氧运动和抗阻力训练可以显著提高胰岛素敏感性，降低血糖水平，帮助减轻体重，从而更好地控制糖尿病。

3. 慢性呼吸系统疾病

慢性阻塞性肺疾病：呼吸肌训练和有氧运动可以增强肺功能，提高运动耐力。

哮喘：适度的有氧运动可以增强肺功能，但需避免诱发哮喘发作的高强度运动。

4. 癌症

乳腺癌、肺癌、结肠癌、前列腺癌：运动可以提高免疫力，减少治疗期间的不良反应，降低复发风险，提高生活质量。

5. 慢性肝病

脂肪肝：运动可以减少肝脏脂肪沉积，改善肝功能。

肝硬化：运动虽然不能逆转肝硬化，但可以改善整体健康状况，提高免疫力。

6. 肾脏疾病

慢性肾脏病：适度运动可以促进肾脏健康，减轻蛋白尿，延缓肾功能下降。

7. 神经系统疾病

阿尔茨海默病：运动可以提升认知功能，延缓认知能力的衰退，增强记忆力。

帕金森病：运动可以增强肌肉力量和协调性，减轻运动障碍。

8. 骨骼和关节疾病

骨质疏松：负重运动（如步行、跑步、举重）有助于增加骨密度，降低骨折风险。

关节炎：适度的低冲击运动（如游泳、骑自行车）可以减轻关节疼痛，改善关节功能。

健康 加油站

慢性疾病通常表现出持续和长期的症状，其特征包括但不限于以下几方面。

持续性疼痛或不适感：慢性疾病常伴随持续性疼痛或不适感，可能涉及不同部位或系统，如关节、肌肉、头部或腹部。

疲劳和体力下降：患者常感到长期的疲劳或体力不足，即使在休息后也难以恢复。

呼吸困难或胸闷：呼吸系统的慢性疾病可能导致呼吸困难、胸闷或持续性咳嗽。

情绪波动或精神障碍：包括焦虑、抑郁、情绪不稳定或精神状态的变化。

睡眠问题：包括失眠、多梦、睡眠过度或睡眠质量差等长期存在的睡眠障碍。

四、运动与健康之间的关系会受遗传因素影响吗

俗话说，“生命在于运动”，世界卫生组织更将运动誉为“最好的抗病良药”。定期的体育活动有助于预防和管理多种慢性疾病，提升整体健康水平。然而，值得注意的是，遗传因素在这一关系中扮演着重要角色。遗传因素不仅影响一个人对运动的反应，还决定了个体的体能、运动能力和健康风险。了解遗传因素如何影响运动与健康的关系，可以帮助我们制订更加个性化和有效的运动计划。

听专家说

运动与健康的关系受遗传因素的影响很大。每个人的基因组合都不同，一方面，这决定了我们在运动方面的天赋和体能表现也不同。例如，有些人天生肌肉强壮，耐力出色，这使得他们在运动中更有优势，也更容易从中获益。科学研究发现，像 *ACTN3* 和 *PPARGC1A* 这样的基因变异，与肌肉力量和体能有关。另一方面，基因组合的不同也会影响我们对运动的适应和恢复能力。有些人运动后能很快降低血压、改善血脂和增强胰岛素敏感性，而另一些人可能需要更长时间和更高强度的运动才能达到同样的效果。比如，*ACE* 基因的变异会影响心血管的适应能力，这解释了为什么有些人更容易通过运动改善心血管健康状况。此外，遗传因素也会增加某些慢性疾病的风险，如高血压、糖尿病和心血管疾病。例如，*FTO* 基因的变异与肥胖和 2 型糖尿病的风险升高密切相关。这意味着一些人可能需要更加密切地关注运动和健康管理，以降低疾病风险。

尽管遗传因素在运动与健康的关系中起着重要作用，但这并不意味着我们无法通过运动来改善健康状况。即使遗传风险较高，定期的体育锻炼仍然能够显著改善健康状况，降低疾病的发生率。因此，制订个性化的运动计划和健康管理策略是至关重要的，这有助于最大程度地获得运动带来的好处，减少遗传因素带来的不利影响。总之，了解遗传因素对运动与健康之间关系的影响，有助于我们更好地规划和执行健康的生活方式，提升整体健康水平。

健康
加油站

虽然遗传因素确实会影响运动与健康之间的关系，但这并不应成为我们忽视运动的借口。每个人的身体都是独特的，科学研究已经证明，无论遗传背景如何，运动对健康的益处是显而易见的。如果可能的话，进行基因检测，了解你的健康风险和运动潜力，以便制订更适合的运动计划。

五、运动对儿童和青少年的发育和学习有何益处

运动在儿童和青少年的发育和学习中扮演着至关重要的角色。适量的运动不仅有助于身体健康，还能够促进大脑发育，提升认知能力和学习能力。规律的体育活动可以增强注意力、记忆力和执行力，对学业产生积极影响。此外，运动还能培养良好的生活习惯，增强社交技能，提升自信心和情绪管理能力。

听专家说

1. 神经科学方面

运动可以促进大脑神经元的生成和连接，增强大脑的可塑性，尤其是在海马和前额叶皮质等与学习和记忆相关的区域。通过增加血流量和氧气供应，运动能够提升认知能力，增强注意力、记忆力和执行力。尤其儿童和青少年时期，正是大脑发育的关键阶段，运动还可以促进神经递质的释放，如多巴胺和内啡肽，这些物质与愉悦和

动机有关，有助于提高学习兴趣和积极性。

2. 教育方面

体育活动是全面教育的重要组成部分。体育课和课外体育活动不仅能提高儿童和青少年的身体素质，还能培养他们的团队合作精神和纪律意识。这些品质有助于儿童和青少年在学习中保持专注力和积极性。研究表明，参与体育活动的儿童和青少年往往在课堂上表现更好，能够更有效地管理时间，并在考试中取得更好的成绩。

3. 心理学方面

运动对情绪调节和心理健康有显著的积极影响。规律运动可以减轻焦虑和抑郁症状，提升自我效能感和幸福感。对于面临学业压力和社交挑战的青少年来说，运动是一种有效的减压方式，有助于提升心理韧性和情绪管理能力。此外，运动有助于促进积极的社会互动和友谊的发展，增强孩子的社交技能和自信心，为学业推进与个人全面发展提供助力。

4. 营养学方面

运动与营养密不可分，合理运动搭配健康饮食可以促进儿童和青少年全面发育。运动可以提高新陈代谢率，促进营养吸收和利用，从而支持身体和大脑的发育。均衡饮食加上适量运动，可以帮助孩子们维持健康体重，预防肥胖和相关疾病，增强免疫力。

健康加油站

选择适合的运动项目，制订规律的运动计划，关注运动安全，营造积极的运动氛围，使学业与运动、运动与休息、健康饮食与运动相结合。在孩子们参与运动的过程中，给予他们鼓励和支持，认可他们的努力和进步，无论成绩如何，都要让他们感受到成就感和自豪感。这将有助于培养他们对运动的长期兴趣和积极态度。

六、不同年龄段适合的运动有哪些

不同年龄段的人群由于生理特点和健康需求不同，适合的运动类型也有所差异。选择适合的运动项目有助于保持健康、促进发育，并在不同的生命阶段获得最大的身体和心理益处。无论处于哪个生命阶段，科学合理的运动都是保持健康和幸福生活的重要基础。

听专家说

1. 儿童（3~12 岁）

适合的运动类型：儿童时期适合进行多样化的身体活动，包括跑步、跳跃、游戏、骑自行车、游泳等。这些活动有助于促进肌肉和骨骼系统发育，提高协调性和灵活性。

注意事项：需要确保运动安全，选择适合其年龄和体能水平的活动，避免过度训练和运动损伤。

2. 青少年（13~17 岁）

适合的运动类型：青少年时期适合进行有氧运动（如跑步、打篮球、踢足球）、力量训练（如举重、体能训练）、灵活性训练（如瑜伽、舞蹈）等。这些运动有助于强化肌肉和心肺功能，提升运动技能和身体素质。

注意事项：青少年在进行运动时应注意适度休息并补充营养，避免过度竞争和运动损伤。

3. 成年人（18~59 岁）

适合的运动类型：成年人可以选择有氧运动（如跑步、骑行、游泳）、力量训练（如举重、器械训练）、灵活性训练（如瑜伽、普拉提）等。这些运动有助于维持心肺功能、肌肉力量和骨骼健康，预防慢性疾病。

注意事项：需要根据个体健康状况和体能选择适当的运动强度和频率，定期体检和专业指导有助于安全进行运动。

4. 老年人（60 岁及以上）

适合的运动类型：老年人可以选择低撞击的运动，如快走、太极拳、水中运动等，有助于保持心肺功能、骨骼健康和平衡能力。

注意事项：老年人应避免剧烈运动，注意身体反应，避免摔倒和骨折风险，寻求医生或专业教练的建议非常重要。

健康加油站

根据个体的身体状况、兴趣爱好和目标，选择最适合的运动项目。此外，所有年龄段的人群都应逐步增加运动的强度和时间，避免突然过量运动导致的伤害。定期进行身体检查和运动评估，调整运动计划，以确保健康和安全。

七、如何平衡运动与休息以维持健康

随着科学和医学的进步，人们对运动与休息之间的对立关系有了更深入的认识。人体是一个动态平衡系统，其结构和功能遵循对立统一的规律。只有当运动与休息达到相对平衡时，人体才能保持健康，这对维持人体正常功能至关重要。适量的运动能够增强体能、提高免疫力、促进心理健康，但过度运动可能导致身体疲劳和损伤。因此，应合理安排休息时间，保持优质睡眠，以最大程度地获得运动带来的益处，防止负面影响。

听专家说

人体是一个复杂的平衡系统，其结构和功能遵循对立统一的规律。运动和休息是维持这一平衡的两个关键因素。运动带来的益处显而易见，比如它可以增强心肺功能和肌肉力量，促进新陈代谢，并有助于缓解压力和焦虑。然而，过度运动则可能适得其反。过度运动会导致身体疲劳、免疫力下降，甚至造成肌肉和关节损伤。为了避免这些负面影响，合理安排休息时间至关重要。休息不仅包括日常的放松，还应包括充足的优质睡眠。睡眠是身体修复和恢复的重要时间，在此期间，身体会进行自我修复，恢复能量，巩固记忆，并调节情绪。此外，运动后还应及时补充营养，摄取足够的蛋白质、碳水化合物和健康脂肪，保持水分平衡，促进身体恢复。

为了保持健康，您可以采取以下措施。首先，制订合理的运动计划，根据个人体质和健康状况选择适合的运动项目和强度，每周进行 3~5 次中等强度的有氧运动，每次 30~60 分钟，并结合适量的力量训练和柔韧性练习。其次，重视身体的信号，在运动中随时注意身体反应，如感到过度疲劳或出现疼痛，应立即停止运动并进行充分休息。再次，每天保持 7~8 小时的优质睡眠，确保身体有足够的时间进行修复和恢复，避免熬夜和不规律地作息。最后，特别是对于初学者或有特殊健康状况的人，建议在专业人士的指导下进行运动，以避免不必要的损伤和健康风险。通过科学规划、倾听身体的反馈信号、保证充足睡眠和营养补给，再配合适当的主动恢复，可在运动过程中获得最佳效果和持久健康。让我们一起迈向更加健康的生活方式吧！

健康
加油站

合理安排运动，避免过度训练，倾听身体的信号，感到疲劳时及时休息。确保充足的睡眠和营养补给，适当进行放松活动，如瑜伽和散步，帮助身体恢复。咨询专业人士，获取个性化建议，确保健康的运动方式。

第三节 认识运动

一、什么样的活动才是运动

在日常生活中，我们经常会听到一些健康科普，倡导大家进行适度运动，但是这里面就出现了几个问题，什么样的运动量为适当，什么活动强度算是运动。首先大家要走出一个误区，也是一个思维惯性，大家都在以数值去定义自己的运动强度，比如很多患者总是会和我讲："医生，我每天都走 1 万步！"这 1 万步在患者看来可能运动强度很大了，但是除了步数，步行的速度也很重要，如果每日 1 万步的完成时间为 3 小时，大家可以想一想这 1 万步算不算是运动？如果算是运动，那么对他来说是高强度运动还是低强度运动？

听专家说

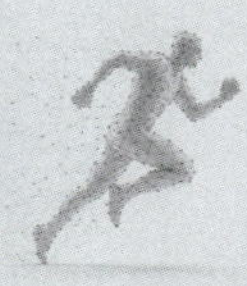

运动和活动的主要区别在于计划性和目的性，患者走了 1 万步是运动吗？这要考虑两个因素：多长时间走完的？走的速度有多快？从包含关系来说，运动属于活动，但不是所有的活动都属于运动。

1. 活动的概念

活动是指任何骨骼肌收缩引起的能量消耗，包括日常生活中的各种行为，如走路、站立、做家务。这些活动虽然对健康有益，但通常没有特定的目标与计划。

2. 运动的定义

运动虽然也是活动的一种，但是运动有其特有的性质。

目的性：运动通常具有明确的目

的，如提高体能、减肥、增肌、增强心肺功能等。

持续性和规律性： 为了达到预期的效果，运动往往需要持续进行，并形成一定的规律。

3. 各种运动类型举例

有氧运动： 如慢跑、快走、跳绳等，这些运动可以提高心率，促进心血管健康。

力量训练： 如举重、做俯卧撑、引体向上等，这些运动有助于增强肌肉力量和耐力。

灵活性训练： 如瑜伽、拉伸等，这些运动可以增加关节的灵活性和身体的柔韧性。

健康加油站

运动处方： 是一种个性化的运动指导方案，由专业人员根据个人的年龄、性别、健康状况和体能水平制订，以达到促进健康、预防疾病、康复治疗等目的。运动处方包括运动种类、运动强度、运动时间、运动频率、运动进度及注意事项等内容。

二、有氧运动和无氧运动的区别

操场上的慢跑者，公路上骑行的人，健身房铛铛的哑铃声……人的生命在于运动。运动可进一步细分为有氧运动和无氧运动。有氧运动和无氧运动各有其独特的运动类型、健康效益和适用场景。

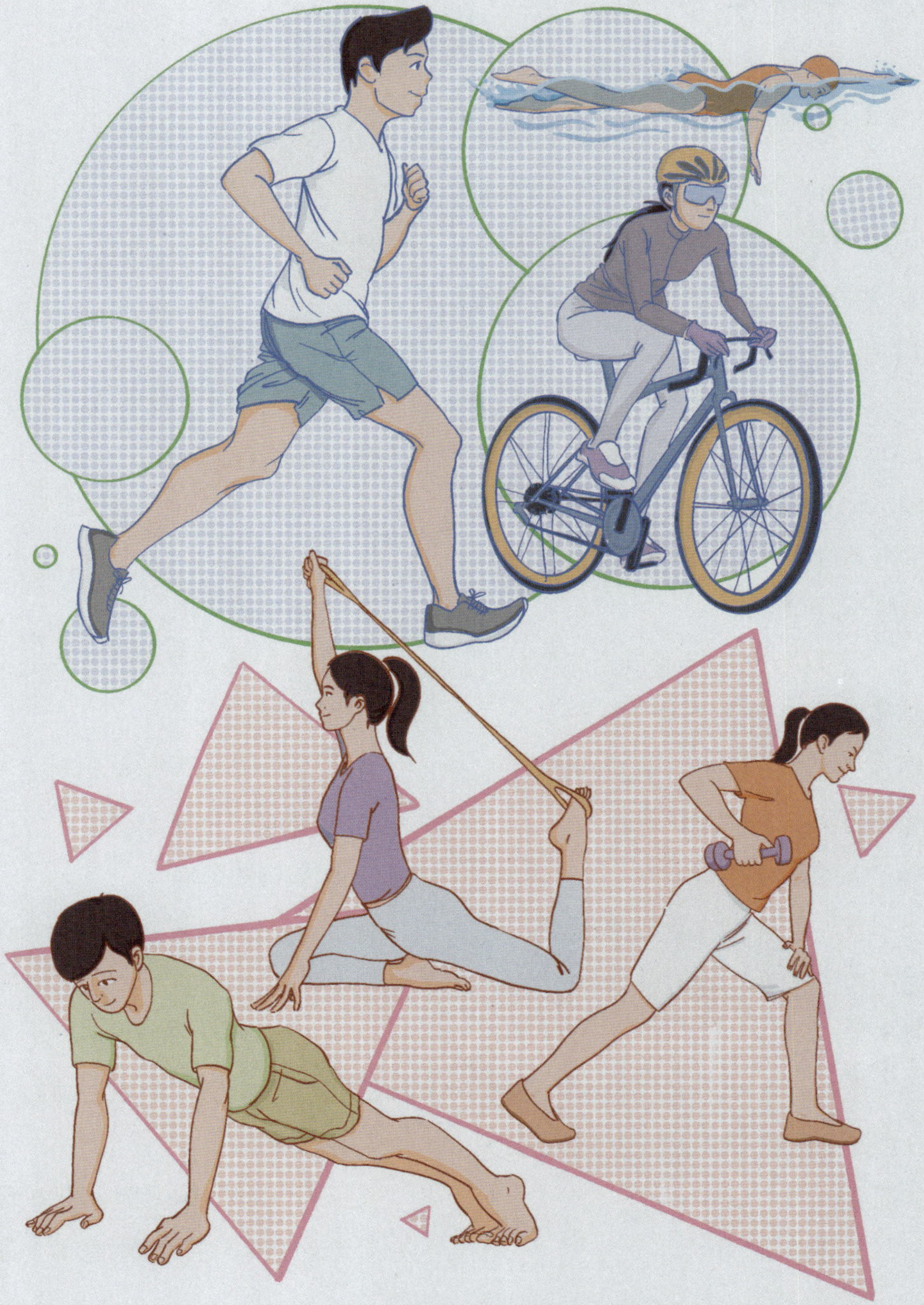

听专家说

有氧运动与无氧运动的区别着重体现在能量来源、运动强度、持续时间、心率变化、对氧气的需求、对肌肉的影响以及恢复时间等方面。其对比如下。

1. 能量来源

有氧运动:主要依靠氧气来燃烧碳水化合物和脂肪,以提供能量。这种能量供应方式使得有氧运动可以持续较长时间。

无氧运动:主要通过无氧糖酵解快速提供能量,不需要氧气参与。这种方式能够在短时间内迅速释放大量能量,但难以持续很长时间。

2. 运动强度

有氧运动:属于中等强度运动,可以在较长时间内保持稳定的心率和呼吸频率。

无氧运动:属于高强度运动,通常在短时间内爆发出极大的力量和极快的速度。

3. 持续时间

有氧运动:可以持续 20 分钟至数小时不等,适合长时间的耐力训练。

无氧运动:通常只能持续几秒至 2 分钟左右,适合短时间的力量和速度训练。

4. 心率变化

有氧运动:心率一般保持在 120~160 次 / 分,较为平稳。

无氧运动:心率可以达到 170~180 次 / 分,波动较大。

5. 对氧气的需求

有氧运动:需要更多的氧气来维持有氧代谢过程。

无氧运动:不需要氧气参与,主要依赖体内的糖原进行无氧代谢。

6. 对肌肉的影响

有氧运动:有助于塑造较为修长的肌肉线条,适合追求体型美的人群。

无氧运动:有助于增加肌肉力量和体积,适合追求肌肉健壮的人群。

7. 恢复时间

有氧运动:恢复时间相对较快,因为有氧代谢不会产生大量乳酸等代谢产物。

无氧运动：恢复时间较长，因为无氧代谢会产生乳酸等代谢产物，需要较长时间进行清理和恢复。

综上所述，有氧运动适合希望增强心肺功能和进行长期耐力训练的人，而无氧运动适合想要增加肌肉力量和爆发力的运动员或健身爱好者。在实际的健身计划中，结合有氧和无氧运动可以实现更全面的体能发展和健康提升。心脏病患者或体弱的人更适合有氧运动。

健康加油站

有氧运动与无氧运动对人体的影响差异显著，所以锻炼时不应局限于单一运动类型，若想提升身体素质、实现最佳运动效果，需合理规划有氧运动与无氧运动的训练时长与配比。

三、为什么说有氧运动能增强心肺功能

有氧运动可以增强心脏的泵血能力和肺部的氧气摄取能力，其作用机制比较复杂，下面我们用浅显易懂的语言阐述一下其中的生理学机制，帮助大家更好地认识有氧运动对增强心肺功能的重要性。

听专家说

有氧运动可通过多种生理变化增强心肺功能。在这里总结了六点，即增强心肌细胞功能、增加肺活量、提高血液循环效率、提高心脏的氧利用率、促进血管新生以及提高代谢率。

1. 增强心肌细胞功能

长期进行有氧运动可以增强心肌细胞的功能，使心肌收缩更有力，提高心脏的泵血能力，即每搏输出量（stroke volume）增加。这就意味着

心脏每次搏动可以泵出更多的血，这也是运动员的静息心率偏低的原因。

2. 增加肺活量

有氧运动通过增加呼吸的频率和深度，加强呼吸肌功能，改善肺部通气，使得肺部能够更有效地吸收和利用氧气，从而增加肺活量。

3. 提高血液循环效率

有氧运动时随着心率加快，肌肉不断收缩挤压血管，可以加速血液循环，从而降低血液黏滞度，提高血液的流动性，改善末梢血液循环，维护心血管健康。

4. 提高心脏的氧利用率

有氧运动通过提高心脏的每搏输出量和心率，进而提高心脏的氧利用率，增强心脏储备功能。

5. 促进血管新生

心脏的供血由冠状动脉系统供给，冠状动脉分支形成毛细血管网，为心肌细胞提供氧气和营养。运动可以加快血管新生，促进侧支循环的形成，即毛细血管会产生毛细血管分支，自行绕过已经堵塞的冠状动脉血管（冠脉支架植入只能解决 5% 冠状动脉大血管的问题）。侧支循环的形成需要一定强度的有氧运动刺激，单纯的活动是无法达到这一目的的。

6. 提高代谢率

有氧运动可以提高身体的基础代谢率，这就意味着在休息的时候也能燃烧更多脂肪，有助于体重管理并增强身体功能，进而可以改善心血管健康状况，降低血压，维护身体健康。

健康术语

基础代谢率（basal metabolic rate，BMR）：是指人体在清醒而又平静的状态下，不受肌肉活动、环境温度、食物及精神紧张等因素影响的能量代谢率，是在基础代谢状态下单位时间内的能量代谢。

基础代谢：是维持人体基本生命活动（如呼吸、心跳、血液循环、细胞代谢等）所需的能量消耗。基础代谢受多种因素影响，包括年龄、性别、体重、体脂比例、肌肉量、内分泌状态以及遗传因素等。

四、老年人为什么更需要进行力量训练

随着年龄增长，人的身体功能会不断地退化，这是不可避免的。我们唯独能做的是延缓衰老。然而随着年龄不断增长，人的运动欲望降低，这在城市中尤其常见，运动得越少，身体功能退化得越快，这是一个恶性循环。缺乏运动也是肌肉流失的主要原因，肌肉流失会进一步弱化老年人的运动能力。因此，老年人更加需要力量训练。

听 专家说

虽然说，大多数老年人会有自己的运动习惯，但是往往以有氧运动、身体活动为主，很少有老年人会自发地进行力量训练。实际上，力量训练对改善老年人的身体功能，延缓生理衰退尤为重要。

1. 预防肌肉流失

随着年龄增长，人体肌肉会逐渐减少，这是一个不可避免的现象。但是长期不运动会导致肌细胞蛋白质合成减少，分解增加，同时会导致神经对肌肉的控制能力下降，这几个方面进一步加速了肌肉流失甚至肌肉萎缩。而适当的力量训练可以帮助减缓肌肉流失，维持肌肉的力量和体积。

2. 预防或改善骨质疏松

骨质疏松是威胁老年人生活安全的重要因素，虽然大多数子女都会给父母灌输要补充维生素D与钙的思想，但是往往会忽视力量训练在防治骨质疏松上的重要性。力量训练可以提升骨密度，减缓骨量丢失。

3. 提高基础代谢率

随着肌肉的流失，老年人的基础代谢率不可避免地开始出现下降趋势，而基础代谢率降低也意味着老年人的体重更可能增加，这就是俗话说的“有钱难买老来瘦”的原因。力量训练可以提高人体基础代谢率。为防止脂肪堆积，预防肥胖所带来的一

系列并发症，老年人更需要进行力量训练。

4. 维持生活自理能力

日常生活中的衣、食、住、行能完成的基础因素之一是肌力，通过保持肌肉力量，老年人能够更容易地进行日常活动，如购物、搬运物品等，从而维持独立生活的能力。力量训练可以有效维持或增强肌力，提高老年人的生活自理能力。

5. 降低受伤风险

肌肉和骨骼强健可以提供更好的支撑和保护，减少跌倒和其他由肌肉无力引起的伤害。

健康加油站

肌肉萎缩是指肌肉组织容积缩小、肌纤维变细或数量减少，会导致肌肉收缩力量下降，通常是由神经病变、肌肉疾病、长期缺乏运动、营养不良或衰老等原因引起的。肌肉萎缩可发生于局部或全身，表现为肌肉无力、功能障碍，严重时可影响日常生活。

五、不同强度的运动对人体有哪些影响

不同强度的运动对人体的影响是不一样的。在医学中，对运动强度有较详细的划分，通过对不同需求的人进行不同强度的针对性训练，可以达到最佳运动效果。

听专家说

运动强度是指运动时的能量消耗水平和身体负荷的大小，可分为低、中、高三个档次。根据不同的分类标准和运动特点可有多种划分方式，这里列举两个常用的划分标准。

1. 根据心率划分

低强度运动： 心率保持在最大心率的 40%~59.9%。这种运动通常不会让人气喘吁吁，适合初学者和恢复期的人群。

中等强度运动： 心率保持在最大心率的 60%~74.9%。这种运动会使人感觉到一定的疲劳，但仍然能够正常交谈。

高强度运动： 心率为最大心率的 75% 及以上。这种运动会明显增加呼吸频率和心率，使人难以轻松说话，常见于高强度间歇训练（high-intensity interval training，HIIT）。

2. 根据代谢当量划分

代谢当量： 维持静息代谢所需要的耗氧量，表示相对能量代谢水平，单位为 MET。

低强度运动： 1.5~2.9METs，如缓慢散步（1.6 千米 / 时）、平地步行（3.2 千米 / 时）。

中等强度运动： 3~6METs，如快走（5.6 千米 / 时）、骑自行车。

高强度运动： >6METs，如跑步、高强度间歇训练。

下面简要介绍低、中、高强度运动对身体的影响。

（1）低强度运动

生理效应

能量消耗： 主要依赖脂肪作为能源，有助于提高脂肪代谢。

心肺反应： 心率和呼吸频率轻微增加，对心血管系统压力较小。

肌肉和骨骼负荷： 对肌肉和骨骼的负荷较小，适合康复期人群和老年人。

健康效益

低强度运动有助于减少久坐时间，促进整体健康；有助于缓解压力和调节情绪。适合初学者或需要低冲击运动的人群。

（2）中等强度运动

生理效应

能量消耗： 主要依赖脂肪和碳水化合物作为能源，能量消耗适中。

心肺反应: 心率和呼吸频率显著增加,但仍可维持正常交谈。

肌肉和骨骼负荷: 适度负荷有助于增加肌肉力量和骨密度。

健康效益

中等强度运动是大多数成年人的推荐运动强度,有助于控制体重、降低慢性病风险;有助于增强心肺功能、促进身体代谢。

(3)高强度运动

生理效应

能量消耗: 主要依赖碳水化合物作为能源,高强度间歇训练(HIIT)能在短时间内大量消耗能量。

心肺反应: 心率和呼吸频率急剧增加,运动后过量氧耗(excess postexercise oxygen consumption,EPOC)效应显著。

肌肉和骨骼负荷: 高负荷对肌肉力量和耐力的提升效果显著,但需注意避免过度训练和受伤。

健康效益

高强度运动可显著提升心肺功能和代谢效率,有助于快速减脂和增肌。适合有一定运动基础的人群,可促进内分泌调节和神经系统适应。

综上所述,低强度运动适合初学者、康复期人群和老年人,有助于降低久坐带来的健康风险,提升整体健康水平。中等强度运动是广泛推荐的运动强度,适用于大多数成年人,有助于控制体重、降低慢性病风险;有助于增强心肺功能、促进身体代谢。高强度运动适合有一定运动基础的人群,能显著提升心肺功能和代谢效率,有助于快速减脂和增肌,但需注意避免过度训练和受伤。

健康加油站

不同的人群应该选择不同强度的运动,然而运动强度的感觉是主观的,康复医学科常用 Borg 量表评估个体在进行活动时的主观疲劳程度。Borg 量表的评分范围通常是 6~20,其中 6 代表运动时非常轻松、没有疲劳,20 代表运动时非常用力、显著疲劳。

六、如何选择适合自己的运动强度

选择正确的运动强度，需要先了解自己当前的身体状况，再结合运动目的来综合考虑。正如前文所述，运动有其目的性，在问自己什么样的强度适合自己的时候，首先要考虑运动的目标是什么？是改善身体健康状况预防疾病的发生？还是要降低体脂率强健体魄？抑或是大病初愈要进行身体功能康复？明确自己的身体状态和目的，才可以正确选择适合自己的运动强度。

听 专家说

选择适合自己的运动强度是确保运动效果和安全的关键。运动强度的选择需要结合个人的身体情况、希望达到的运动目标，并在运动锻炼中不断地进行调整，最终找到适合自己的运动强度。

1. 评估个人身体健康状况

咨询医生或康复治疗师：如果自身有慢性疾病、心脏病史或其他健康问题，应该首先咨询相关专业的医生或康复治疗师，运动应该在安全的状态下进行。

健康检查：进行基本的健康检查，如血压、心率、血脂、血糖等，了解自己的基础健康状况。

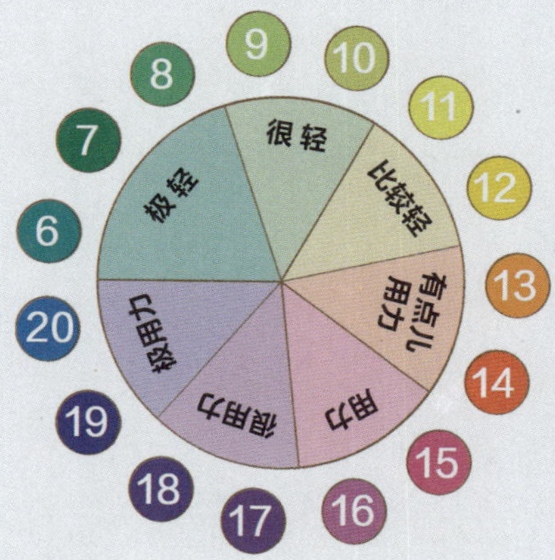

分级	呼吸困难程度
0	全无感觉
0.5	极轻微的呼吸困难，几乎难以察觉
1	非常轻微呼吸困难
2	轻微呼吸困难
3	中等呼吸困难
4	有点儿严重的呼吸困难
5	严重呼吸困难
6	呼吸困难程度介于5和7
7	非常严重的呼吸困难
8	呼吸困难程度介于7和9
9	非常严重的呼吸困难，几乎难以忍受
10	极度呼吸困难，难以忍受

2. 确定运动目标

减重和维持健康：中等强度运动（如快走、慢跑、游泳）通常是首选。

提高体能和竞技水平：可能需要进行高强度训练（如 HIIT、重量训练）。

心肺康复：在相关设备评估下，由医生或康复治疗师出具相应的运动处方，根据处方内容进行锻炼，每过一段时间，再次进行评估，根据评估的结果来调整运动处方。

3. 监测运动心率

可以自行购买心率腕表记录运动心率。

最大心率：计算方法为 220 减去年龄。例如，一个 40 岁的人，最大心率为 180 次 / 分。

目标心率区间：低强度运动时心率为最大心率的 40%~59.9%；中等强度运动时心率为最大心率的 60%~74.9%；高强度运动时心率为最大心率的 75% 及以上。

4. 逐步增加强度

渐进性原则：从较低的强度开始，逐渐增加运动时间和强度，让身体有时间适应。

交叉训练：结合不同类型的运动（如有氧运动、力量训练、柔韧性训练），避免过度使用某些肌肉群。

5. 观察身体反应

倾听身体的信号：如果在运动中感到异常疲劳、头晕或疼痛，应立即停止运动并寻求专业意见。

通过上述方法和步骤，你可以更科学地选择和调整适合自己的运动强度，从而达到最佳的运动效果和健康效益。

健康加油站

体适能评估：是对个体身体功能的一系列测试，旨在评估心肺耐力、肌肉力量、柔韧性、身体成分和平衡能力等多个方面的健康和体能水平。体适能评估为医务工作者制订运动处方提供了客观依据，对制订患者个性化的锻炼计划、改善健康状况和预防运动损伤起到相当重要的作用。

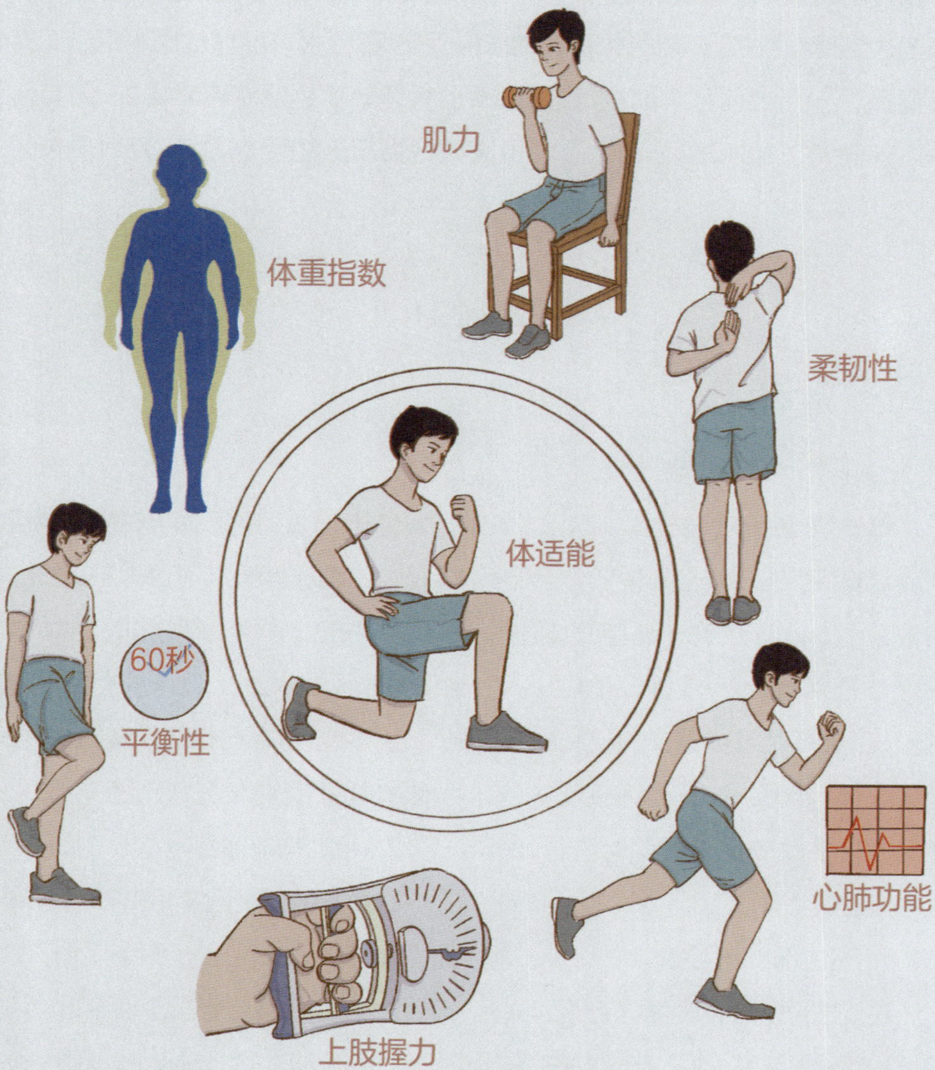
肌力
体重指数
柔韧性
体适能
60秒
平衡性
心肺功能
上肢握力

七、怎样才能做到科学地运动

虽然运动的好处有很多，但是如果没有好的方法，没有科学、合理的规划，不但达不到预期目标，轻则事倍功半，重则损害健康。科学地运动不仅可以更快地达到健身目标，还能最大程度地降低受伤风险，提高整体健康水平。下面我们探讨一下如何科学地进行运动，不仅有运动计划的制订和实施，还有运动之外需要注意的事项，帮助读者更高效地实现运动目标，享受运动带来的益处。

听专家说

科学地运动不仅要落实在运动计划的制订和实施上，也要落实在运动的效果上。从评估到计划制订，再到实施与效果反馈，不仅需要依靠个人感受，还应有客观数据作为支撑。在运动之外，合理的饮食与睡眠及其他生活方式的改变也需要同时进行，使运动效益最大化。

1. 设立明确的目标

在前文中，我们反复提到了运动目标的设立，因为这是一个很关键的环节，目标不同，运动方式也不同。明确的目标需要考虑目标的具体化和现实性。

具体化：设定具体、可衡量的目标，比如每周运动几次、每次多长时间、达到什么样的效果（如减重、增肌、提高耐力等）。

现实性：确保目标是现实的，考虑到你的时间、身体状况和资源。

2. 运动功能评估

前面已经提到了相关的知识，下面主要想给大家科普一下目前流行的评估方法——心肺运动试验。

心肺运动试验（cardiopulmonary exercise testing，CPET）是一种通过逐渐增加运动负荷来评估个体心肺功能的诊断方法。CPET 能够反映心、肺和骨骼肌之间的相互作用与储备能力，常用于评估运动耐受性、诊断心肺疾病、监测疾病进程、评估治疗效果及劳动能力。

在临床中，CPET 广泛用于心血管疾病患者的评估和术后康复；而在运动领域，依据 CPET 结果，医务工作者和教练可以制订更加个性化和有效的训练计划，以优化运动员的表现并降低受伤风险。CPET 还可用于监测运动员的训练响应和调整训练强度，确保运动员在安全的范围内进行训练。

3. 制订个性化计划

通过评估可以了解被评估者的薄弱方面，以及其运动能力的大小，制订个性化运动计划。在运动方式方法的选择上以及运动强度的设定上，更加贴合个人，提高运动效率，避免运动量过低所导致的身体功能改善不明显，也避免了运动强度过大导致过量运动及运动受伤。

4. 监测运动强度

前文已经说明了低、中、高运动强度对身体的影响是不同的。一种比较方便的监测方法是监测心率，目的是让心率保持在目标心率区间，实现运动效率最大化。

5. 合理饮食和水分补充

均衡饮食：保证摄入足够的蛋白质、碳水化合物、健康脂肪、维生素和矿物质，支持运动需求。饮食结构调整并不意味着节食。节食不仅会影响减脂效率，也会影响身体健康。若因为减肥而节食，从而失去了健康的身体，那与运动的初衷就背道而驰了。

补水：运动前、中、后都要及时补充水分，特别是在高温或高强度运动时。水分的缺乏会导致身体的内环境发生改变，在高温下会导致体温调节紊乱而发生中暑。

6. 充分地休息

休息也是锻炼身体的一环，体能的恢复、肌肉的超量恢复（肌肉的增长是一个先破后立的过程，适当的休息可以使得肌肉力量和形态恢复到运动前水平，并且在一定时间之内继续上升并超过原有水平）都需要充分的时间来进行“充电”，所以说充足的休息是必要的。

安排休息日：每周至少安排一到两天的休息日，让身体有时间恢复。

保证睡眠充足：保证每晚 7~9 小时的高质量睡眠，促进身体恢复和肌肉生长。

7. 记录和再评估

记录运动：使用运动日记或应用程序记录每次运动的内容、时间和感受，以便跟踪进度和调整计划。

定期评估：每间隔固定的时间评估一次运动效果和身体反应，根据需要调整运动计划。

综上，我们发现运动功能的评估是科学运动的重中之重，也是提高运动效率、使得运动效益最大化的关键。科学的运动需要精确的评估、合理的计划制订与实施，以及生活习惯的调整，这几方面缺一不可。

健康
加油站

身体功能的改善是一个长期的过程，制订科学的运动计划固然重要，但是运动也贵在坚持，用进废退的道理亦可以用在身体功能上。以肌肉为例，规律的体育锻炼，如力量训练，可以使肌纤维增粗，肌肉力量、耐力增强；长期缺乏运动，例如因疾病长期卧床，会导致肌肉萎缩，肌力下降。因此，为了拥有更健康的身体、更高的生活质量，我们需要坚持运动。

第四节 运动促进健康

一、为什么说心肺耐力是第五大生命体征

心肺耐力是指机体进行长时间有氧工作的能力，是机体摄取、运输、利用氧气能力的综合反映，也是评价心肺功能的重要指标。近些年研究发现，心肺耐力与各人群全因死亡率以及心血管疾病病死率高度相关，可以预测人体健康和寿命。心肺耐力是评估一个人整体健康状况和身体素质的重要指标之一，心肺耐力低下与更高的疾病风险和死亡风险相关，而提高心肺耐力则有助于降低疾病发生率和病死率，从而延长寿命。心肺耐力评估能够帮助我们对健康风险做出更准确的划分，并促使我们及时调整生活方式，有效降低患心血管疾病以及其他慢性疾病的风险。因此，2016 年美国心脏协会将心肺耐力列为除呼吸、体温、心率、血压之外的人体第五大生命体征。

听专家说

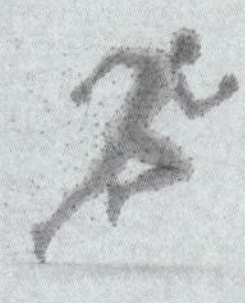

如何判断心肺耐力的强弱

（1）最大摄氧量测试：最大摄氧量（maximal oxygen uptake, VO_2max）是衡量心肺耐力强弱最常用和科学的指标，表示每分钟每公斤体重摄取的最大氧气量，VO_2max 值越高，心肺耐力越强。

直接测量 VO_2max：需在医院或专业运动机构的实验室通过心肺运动仪测定。

间接测量 VO_2max：可以通过 Cooper 12 分钟跑步测试来推算，记录测试者在 12 分钟内尽可能跑的距离。距离越长，心肺耐力越强。其公式为 $VO_2max=(d12-504.9)/44.73$，其中d12是 12 分钟内跑步的距离

（以米为单位）。以 12 分钟内能完成 2 000 米为例，根据公式推算的最大摄氧量为 33.4mL/（kg · min）。

（2）六分钟步行试验（6MWT）：是一种简单有效的方法，适用于各种人群，特别是老年人和慢性病患者，来评估心肺耐力。在平坦的场地上，记录测试者在 6 分钟内尽可能走的距离。距离越长，心肺耐力越强。通常 6 分钟步行距离少于 150 米提示心血管极高危，多于 450 米提示心血管低危。其正常距离公式如下。

男性：6MWT（m）=1 140m−5.61 × BMI（kg/m^2）−6.94 × 年龄（岁）。

女性：6MWT（m）=1 017m−6.24 × BMI（kg/m^2）−5.83 × 年龄（岁）。

（3）心率监测：通过日常运动中的心率监测，也可以评估心肺耐力。适应同一运动强度时，心率越低，心肺耐力越强。

健康 加油站

建议无运动习惯的人每天至少进行 45 分钟低强度运动来保持心肺耐力，待身体能够耐受此运动量后，可循序渐进地增加运动强度及时间。简易判断运动强度的方法：低强度——可以轻松说话或唱歌；中等强度——可以说话，但不能唱歌；高强度——只能说简短的句子或词语。

二、为什么说运动可以抗衰老

运动被广泛认为可以抗衰老，是因为运动对身体和心理健康有诸多益处，这些益处共同作用，延缓衰老过程。以下是运动抗衰老的几个主要原因：增强心肺功能、促进心血管健康、促进新陈代谢、促进肌肉和骨骼健康、增强免疫系统功能、提升认知功能、减少炎症、促进和保持心理健康、促进细胞修复以及提高睡眠质量。同时运动还可以使皮肤和肌肉更紧致，使人在外表和体态方面显得更年轻。

近年来的研究发现了运动可以延缓衰老的新机制，白细胞中染色体末端一段被称为“端粒”的脱氧核糖核酸（DNA）片段长度与人的衰老有关，而长跑运动员的端粒序列长度明显比一般健康成年人的长，且端粒酶活性更高，提示锻炼身体和健康的生活方式有助于人们通过维持并提升端粒功能来抵抗衰老。

听专家说

能够抗衰老的运动有哪些

有氧运动：多为低、中等强度，持续时间长、有节奏的运动，例如步行、慢跑、骑车、游泳、登山及打拳等。有氧运动可增强心肺功能，提高耐力，预防骨质疏松，调节心理和精神状态。建议每周进行至少 3 次、不少于 150 分钟的中等强度有氧运动。

力量训练：可以增加肌肉质量、力量和肌肉维度，且对骨骼系统有益，如自身重量训练、举重、俯卧撑、哑铃训练、壶铃训练及抗阻设备训练等。

柔韧性和平衡训练：是一种缓慢、柔软、有节奏的运动，如瑜伽和太极拳，有助于维持身体灵活性和预防摔倒。

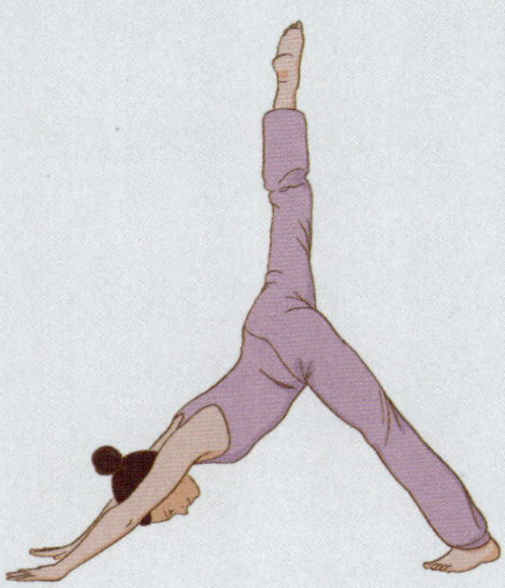

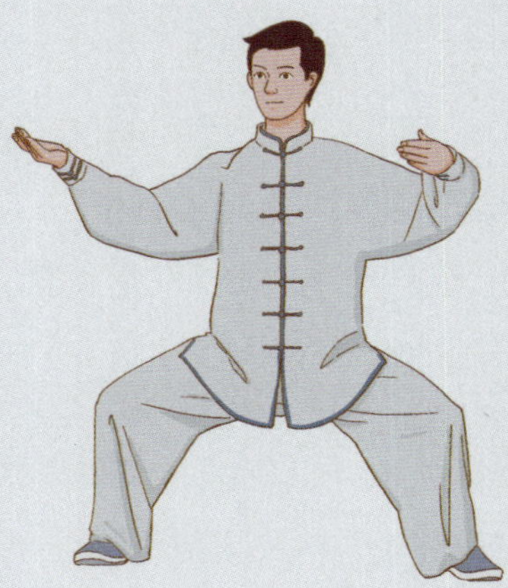

健康
加油站

整形美容抗衰老是否靠谱

人体衰老是由内而外的，衰老体现在人体外表，无非是皱纹、下垂、松弛等生理现象。通过医疗技术改善外表衰老，只治“标”不治“本”，效果持续时间有限，之后又会进入新的衰老历程，并且速度越来越快。目前没有证据显示单纯依靠整形美容可以做到真正的抗衰老。

三、步行速度快慢与健康有关系吗

步行速度是评估个体健康状况、身体功能和衰老的重要指标之一。较快的步行速度通常表示心肺功能较好。随着年龄增长，人的身体功能会逐渐减退，包括肌肉强度、平衡和协调能力、心肺功能等，这些都会导致步速减缓。步速减缓也可能是若干不同疾病的早期症状之一，如心血管疾病、阿尔茨海默病等。2019 年国际知名学术期刊《梅奥诊所学报》发表的研究，纳入了 47.5 万名平均年龄为 58 岁的参与者，进行了长达 7 年的随访调查，定期收集他们的步行速度，结果显示，走路快的人要比走路慢的人拥有更长的预期寿命。2022 年一项针对 40 多万成年人基因数据的研究显示，步行速度越快，白细胞端粒长度越长，提示衰老速度越慢，寿命越长。

因此，保持健康的步速非常重要。对于中老年群体，可以通过合理的饮食、适当的运动、健康的生活方式，以及专业的运动指导，来维持较快的步速，并减缓身体的衰老进程。

听 专家说

快走对健康的益处

增强心肺功能：快走可改善肺通气、换气及弥散功能，增加心输出量，改善心脏和血管顺应性，增强心肺功能。

燃烧更多脂肪：快走燃烧的脂肪更多，更有利于控制体重，降低肥胖风险。

增强肌肉力量：快走需要更多的肌肉力量来维持速度，因此可以锻炼腿部肌肉，增强肌肉力量。

控制血糖：快走可以提高胰岛素敏感性，有助于降低血糖水平，对预防和治疗糖尿病具有重要意义。

缓解压力：快走可以促进内啡肽的分泌，产生愉悦感，有助于缓解压力和改善情绪。

健康加油站

步行是一种简单、低风险且高效的运动方式，它不仅有助于预防和管理多种慢性疾病，还能提高整体健康水平和生活质量。定期步行 30 分钟至 1 小时，每周至少 5 次，是一个有效的健康维护和疾病预防策略。快走通常是指每分钟步数在 100 步以上，而慢走则是指每分钟步数在 80 步以下。

四、为什么说握力好身体更健康

握力不仅反映了手部的力量，更是衡量身体总体力量和肌肉质量的重要指标。研究表明，握力较强的人通常拥有更强的肌肉力量、更好的心肺功能、更健全的神经功能、更低的心血管疾病风险以及更长的寿命，而握力较弱与心血管疾病、慢性阻塞性肺疾病和各种癌症的发病率较高有关。

听专家说

2015年权威医学期刊《柳叶刀》发布了加拿大麦克马斯特大学在17个国家约14.2万人中进行的PURE研究，结果显示，握力每下降11磅，死亡风险（任何原因）就会增加16%，其中，死于心脏病的风险增加17%，中风的风险增加9%，心脏病发作的风险增加7%。因此，定期测量和锻炼握力有助于评估和改善身体健康状况。

1. 如何判断握力强弱

握力计测试：使用标准的握力计，测试者可以站立或坐位，手臂自然下垂，肘部弯曲90°，用力握紧至最大力量。中间休息30秒，双手各复测3次，取该手最大值。握力标准会因性别、年龄和体重等因素而有所不同。以55岁男性为例，握力低于30千克，可判断为握力较弱。

计算您的力量体重比（又称为标准化握力）：将您的握力（千克）除以您的体重（千克）即可。对于男性，大于0.70提示健康状况较佳；对于女性，大于0.50提示健康状况较好。

握力较弱的表现：开瓶盖、开门等日常动作困难；提重物（如5千克购物袋）时手容易疲劳或无力；在长时间握持物品（如工具、手机）时感到手部疲劳；手部肌肉明显萎缩或无力。

2. 如何增强握力

手握力器：通过使用手握力器，可以有效锻炼手部和前臂的肌肉。

哑铃训练：持哑铃进行弯举、平举等动作，能增强手部和上肢力量。

日常活动：如拧毛巾、打拳、指卧撑、捏网球等动作，都能在日常生活中锻炼握力。

健康
加油站

虽然每个人都能从常规的握力训练中获益，但一定要注意科学地训练，保证姿势正确，强度和频率适宜，务必保证适当地休息，并注意呼吸的节奏。避免出现肌肉损伤、腱鞘炎、筋膜炎及腕管综合征等。

五、为什么说运动量与健康有关

运动量与健康之间存在密切关系。适量的运动不仅有助于保持理想体重、避免肥胖，还能改善血脂代谢和胰岛素抵抗、减轻炎症反应、改善心血管健康状况、增强肌肉力量、提升心理状态和免疫功能。运动不足则会增加多种慢性疾病的风险。总之，保持适当的运动量是保持健康的重要因素。

听专家说

1. 如何确定适当的运动量

2021 年英国牛津大学的研究团队发表在《普洛斯杂志》（*PLOS MEDICINE*）上的一项队列研究，在对 9 万人进行了人均 5 年多的追踪研究之后，最终得出结论：运动可以显著降低心血管疾病的发生风险，身体活动水平与心血管疾病的发病率呈线性负相关，随着活动水平不断提高，患心血管疾病的概率不断降低。相较于增加运动量伴随的运动损伤风险，其带来的健康益处更为显著。

确定适当的运动量需要考虑个人的年龄、体质和健康状况。国际及国内身体运动指南推荐，每周 150 分钟中等强度有氧运动，或者 75 分钟高强度有氧运动，是保持健康的最少运动量。在此基础上，应该努力达到最佳运动量，即每周 300 分钟中等强度运动或者150分钟高强度运动。

2. 如何避免运动损伤

避免运动损伤需要从多个角度入手，但最关键的一点是建议第一时间找专业机构进行运动风险评估，制订个性化的、科学的运动处方，全方位保护生命安全，避免运动损伤。在运动的过程中，注意以下几点，可以降低运动损伤的风险。

选择适合的运动形式，保证正确的运动技巧和姿势：运动时，应根据自身情况选择适合的运动形式，避免不适合的运动；在任何运动中，都应保持正确的姿势和技巧，确保动作精准到位，避免不必要的身体扭曲和压力，从而避免损伤并增加运动获益。

确保运动环境安全，排除安全隐患：应排除运动场地地面及四周的安全隐患，防止铁钉等异物散落，以免增加运动损伤的风险，确保运动能安全进行。

做好运动前准备工作：充分的准备活动是避免运动损伤的关键。在开始任何运动之前，都应该进行适当的热身，包括轻松步行、拉伸和轻量级运动。若进行特殊运动，必要时应穿戴好相应的运动护具，如头盔、护肘、护腕、护膝等。

控制好运动强度和频率：运动时应遵循适可而止的原则，根据个人的体质和健康状况，合理安排运动时间和频率，避免过度疲劳或过度训练。过度训练不仅可能导致运动损伤，还可能引发其他健康问题，例如经常进行超出自身负荷的长跑，会增加膝盖半月板损伤的风险。

运动后适当地休息：有助于肌肉修复、能量恢复和预防运动损伤。

定期进行身体检查与适当的康复治疗：可及时发现潜在问题并促进恢复，从而有效降低运动损伤风险。

健康加油站

保持适量的运动，迈向健康的生活方式。无论快走、跑步、骑车还是跳舞，每天坚持活动，能让你收获心血管健康、心理健康以及有效管理体重和改善免疫力等多重好处。

六、为什么说筋长一寸，寿延十年

“筋长一寸，寿延十年”是民间广为流传的一句谚语，强调柔韧性对健康和长寿的重要性。这里的“筋”泛指人体的肌肉、韧带和筋膜等软组织，“长一寸”并不是指实际长度的增加，而是形象地表达身体的柔韧性和灵活性的提高。在现代医学视角下，我们可以理解为良好的柔韧性有助于减少运动伤害、促进血液循环及身体各系统的协调运作，提升健康状态。但深究下来，“筋长一寸，寿延十年”的说法过于夸张，并不是真的可以通过拉伸来延长寿命，更不能精确到筋长一寸就能多活十年。长寿是由内因和外因等多种因素综合决定的，内因就是遗传因素，外因则包括生活环境、饮食运动、职业、性格、心态等因素。所以，想要延长寿命，需要进行生活方式的调整，如调整饮食结构、养成良好的生活习惯、戒烟戒酒、适当地锻炼身体及确保高质量睡眠等，而仅靠拉伸是无法延年益寿的。

听专家说

1. 拉伸拉筋的益处

预防运动损伤：经常拉伸有助于延缓肌肉老化，减轻僵硬感，延缓韧带老化，提高身体的灵敏度，减少扭伤、摔倒等问题的出现，并且还有利于缓解肌肉劳损，预防乳酸堆积等。

提高韧带柔韧性：拉伸运动是对韧带组织进行牵拉伸展，可以让身体更舒服，有利于提高肌肉和韧带的柔韧性。

促进血液循环：做拉伸运动也可促进血液循环，可以缓解运动导致的背部、颈部疼痛。

塑造良好体型，提升精神状态：拉伸可以提高身体的代谢能力，进而加速体内脂肪的燃烧，在锻炼身体的同时，对减肥也有一定的好处。

2. 如何评估柔韧性（“筋”）

抓背试验：是一种简易的肩关节柔韧性测试。测试者站立，后背挺直，将右手绕过右肩放在背部，掌面朝向背部，再让测试者将左手放在下背部，掌面背离背部，尽可能让双手手指接触并超过，并保持至少2秒，对侧用相同方法测量。若两手能接触，代表正常，距离越近，柔韧性越好，“筋”越长；反之，两手距离越远，代表柔韧性越差，“筋”越短。

座椅前伸试验：是一种简易的下肢柔韧性测试，此试验与测试者弯腰捡东西或者穿鞋等日常活动相关。测试者坐在一个靠背笔直且座椅高度约43厘米的椅子上，弯曲左腿并将左脚平踩在地上，右腿完全伸直，脚后跟着地，脚踝呈90°，两手臂向前伸直，两手重叠，优势手在上，在腰背尽量挺直的情况下前倾身体，手指触碰右脚尖并保持至少2秒，在试验过程中保持呼吸顺畅，对侧用相同方法测量。若在膝盖完全伸直的情况下手指与脚尖能接触，代表正常，距离越近，柔韧性越好，“筋”越长；反之，手指与脚尖距离越远，代表柔韧性越差，“筋”越短。

健康加油站

无论年轻人还是中老年人，都应该将柔韧性训练纳入日常锻炼计划之中，通过科学的方法，循序渐进地提升身体的柔韧性和灵活性。每次拉伸应持续30~60秒。拉伸前最好进行5~10分钟的热身运动，如慢跑或快走，以提高肌肉温度，增强拉伸效果。其他提升柔韧性的运动包括八段锦、太极拳、瑜伽、普拉提等。

七、为什么说运动是一种治疗良药

在现代生活中，缺乏运动已经成为严重威胁人类健康、导致慢性疾病的危险因素。运动不仅被视为强身健体的一种方式，更被科学界广泛认可为一种非药物性的“治疗良药”，因为它不仅能够预防疾病，还能在多种慢性病的治疗和康复过程中发挥积极作用。运动通过促进血液循环、增强免疫系统功能、调节心理状态等多方面机制，帮助身体自我修复，提升整体健康水平。针对预防和改善心血管疾病、糖尿病、高血压、肥胖等各种疾病所提供的运动干预解决方案，被称为运动处方。

听专家说

1. 运动是良药，这种良药的主要成分是什么

它的主要成分包含有氧运动、力量训练、柔韧性训练、平衡能力和协调性训练、间歇训练。这些“成分”共同作用，能够帮助预防和治疗多种疾病。

2. 运动是良药，这种良药的功能主治是什么

（1）有氧运动如快走、慢跑、游泳等，能够增强心脏功能，降低血压，改善血脂代谢，可以预防和治疗心血管疾病。

（2）运动通过增强肌肉力量及心肺功能，促进血液循环，提高身体代谢率，有助于维持健康的体重，减少慢性疾病的发生。

（3）运动能刺激骨骼生长，预防骨质疏松，保持关节灵活性，降低受伤风险。

（4）有规律的中等强度运动可增强机体的免疫力，减少感染及肿瘤等疾病的发生或延缓其发展。

（5）运动可以调节糖代谢，降低血糖，提高靶细胞对胰岛素的敏感性，从而预防和治疗 2 型糖尿病及其相关并发症。

（6）运动可以促进心理健康，缓解焦虑与抑郁情绪。

（7）运动可以延缓衰老，改善体态与外貌。

（8）运动可以促进脑健康状态，减缓脑萎缩速度，增加大脑灰质，降低老年认知障碍或者老年期痴呆的发病率。

健康

加油站

运动是良药，但是为了减少运动损伤，建议坚持以下原则。

个性化选择：根据自身兴趣和身体状况选择适合的运动项目，避免盲目跟风。

循序渐进：运动量应由小到大，避免突然高强度训练导致身体损伤。

持之以恒：将运动融入日常生活，每周至少 150 分钟中等强度运动是基本建议。

安全第一：运动前做好热身，运动后适当拉伸，注意补水，避免在极端天气下户外运动。

第五节 科学运动的获益

一、运动为什么会提高生活质量

运动是提升生活质量的强效工具。运动能够强化心肺功能，提高身体耐力，预防疾病。同时，运动释放的多种激素能改善情绪，减轻压力。规律锻炼还能改善睡眠，提高认知能力，增强社交互动。运动能提升自我形象，激发活力，让生活更加健康、快乐。通过运动，我们不仅改善了身体状态，更丰富了精神世界，享受更高质量的生活。

听专家说

运动对健康的益处涵盖了广泛的人群，尤其是慢性病患者和高风险人群。定期的适量运动不仅有助于预防疾病，还能显著改善现有的健康问题，提升生活质量。运动对提高生活质量有着多方面积极的影响。

身体健康：规律的运动可以增强心肺功能，增加肌肉力量和耐力，降低患心血管疾病、糖尿病、肥胖及其他慢性疾病的风险。这对处于不同年龄段、不同健康状况的人都大有益处。

心理健康：运动时，身体会释放内啡肽，这是一种自然的"快乐激素"，有助于缓解压力和焦虑，调节情绪。

睡眠质量：定期运动有助于改善睡眠，让人更容易入睡，睡眠更深。

社交互动：参与团队运动或健身课程可以增加社交机会，促进人际关系的建立。

认知功能：运动可以促进大脑的血液循环，有助于增强记忆力、注意力和认知能力。

自我形象：通过运动改善体型和体能，可以增强个人的自信心，提升自我形象。

能量水平：运动可以提高身体的能量水平，让人在日常生活中充满活力。

疾病预防：运动有助于预防多种疾病，包括一些癌症、高血压和骨质疏松。

情绪管理：运动可以作为一种有效的情绪管理工具，帮助人们应对抑郁和焦虑。

综合上述所有因素，运动可以提高整体的生活质量，让人更加健康、快乐和满足。

健康
加油站

健康调查量表36（SF-36）是美国波士顿健康研究所研制的简明健康调查问卷，被广泛应用于普通人群的生活质量测定、临床试验效果评价以及卫生政策评估等领域。SF-36作为简明健康调查问卷，从生理功能、生理职能、躯体疼痛、一般健康状况、精力、社会功能、情感职能以及精神健康8个方面全面概括了被调查者的生活质量。

生理功能：测量健康状况是否妨碍了正常的生理活动。

生理职能：测量生理健康问题所造成的职能限制。

躯体疼痛：测量疼痛程度以及疼痛对日常活动的影响。

一般健康状况：测量个体对自身健康状况及其发展趋势的评价。

精力：测量个体对自身精力和疲劳程度的主观感受。

社会功能：测量生理和心理问题对社会活动的数量和质量所造成的影响，用于评价健康对社会活动的效应。

情感职能：测量情感问题所造成的职能限制。

精神健康：测量四类精神健康项目，包括激励、压抑、行为或情感失控、心理主观感受。

除了以上 8 个方面，SF-36 还包含另一项健康指标——健康变化，用于评价过去一年内健康状况的总体变化情况。

二、运动可以增强心脏功能吗

运动对心脏功能有显著的积极影响，适量的体育锻炼不仅可以促进心脏健康，还能预防和改善多种心血管疾病。规律的运动有助于降低心脏病、高血压和脑卒中的风险，增强心血管系统的整体功能。通过增加心率和血流量，运动可以增强心脏的泵血能力，增加血管弹性，促进全身血液循环。这不仅对成年人有益，对儿童和青少年来说，培养良好的运动习惯更是对心脏健康的长久投资。

听专家说

1. 心脏病学方面

运动是维护心脏健康的关键因素之一。通过定期的有氧运动，如跑步、游泳、骑自行车等，可以有效增加心肌力量，增强心脏的泵血功能。有氧运动能增加心率和血流量，促进心血管系统健康，降低动脉粥样硬化风险。此外，力量训练也有助于降低心脏病风险，增强心脏的耐力和功能。

2. 运动医学方面

运动医学专家强调，适量的运动锻炼不仅可以增强心肺功能，还能改善血液中的脂质水平，降低“坏胆固醇”（低密度脂蛋白胆固醇）的含量，提高“好胆固醇”（高密度脂蛋白胆固醇）的含量。运动还可以帮助控制体重，减少体脂，降低血压，这些都是维护心脏健康的重要因素。青少年通过规律的体育活动，可以有效预防成年后的心血管疾病，奠定健康的基础。

3. 健康心理学方面

运动不仅对身体健康有益，对心理健康也有显著的积极影响。运动可以缓解压力、焦虑和抑郁，提升整体幸福感和生活质量。这种心理上的益处也间接促进了心脏健康，因为长期的心理压力和负面情绪会增加心脏病的风险。规律运动有助于建立积极的生活态度，增强心脏的抵抗力和适应能力。

健康 加油站

运动可引起运动员的心脏在形态、结构和功能方面的适应性变化，运动负荷减弱或消除后，先前产生的适应性变化也会随之减弱并逐渐消除。运动训练可使心脏发生适应性肥大，停止训练后基本恢复到训练前水平，表明运动后心脏结构与功能的适应性重塑并非永久性的改变。普通人不要长期做高强度运动，比较适中的运动量对人体心血管系统非常有益，不仅能增强心血管系统功能，增加心脏代谢，促进血液循环，对于血压的控制也有好处，同时对心脏结构的影响不会过大，心肌也不会变厚。

三、如何通过运动改善肌少症性肥胖

肌少症性肥胖（sarcopenic obesity，SO）是指机体肌肉质量偏低同时脂肪量过多的一种疾病。这种疾病的发生常与长期缺乏运动、不良饮食习惯相关，代谢异常或年龄增长引发的肌肉流失也会诱发此问题。运动在改善肌少症性肥胖中发挥着重要作用，既能增加肌肉质量和肌肉力量，又能减少脂肪量，从而改善身体成分。其中，抗阻训练可有效增加肌肉质量，而有氧运动则能提高心肺功能和代谢率。规律运动不仅可以改善身体外观，还能提升整体健康水平和运动能力。运动不仅仅是减肥的手段，更是改善肌少症性肥胖的有效途径。

听专家说

肌少症性肥胖是一种疾病，其特征是体内肌肉含量偏低，同时脂肪含量过高。目前不仅老年人存在肌少症性肥胖，儿童和青少年也会存在。在健康的儿童青少年群体中，活动不足、久坐也会导致骨骼肌质量减少、肌肉功能下降，最终导致肌少症的出现。这类群体通常表现为肌肉量和脂肪量之间的不平衡。

运动在治疗和改善肌少症性肥胖中起着关键作用。抗阻训练是一种有效的方式，能够增加肌肉质量和肌肉力量。此外，有氧运动也至关重要，它能够提升心肺功能和整体代谢率，例如跑步、游泳、快走等。运动不仅可以减轻体重，更是恢复健康的有效途径。有效的运动计划应当结合适当的饮食控制，例如减少高热量和高脂肪食物的摄入，增加蔬菜、水果的摄入，以及保持适当的水分摄入。

肌少症性肥胖不仅仅是外在的身体变化，更涉及整体健康和生活质量。坚持合理的运动计划和健康的生活方式，可以改善这种状况，提升个体的整体健康水平和生活质量。

健康 加油站

亚洲人群肌少症性肥胖筛查标准主要基于是否存在体重指数（BMI）或腰围（WC）升高，以及肌少症的相关指标，如临床症状或危险因素等。肌少症性肥胖的诊断分为两步：①首先评估骨骼肌功能参数，如握力、膝伸肌力量或椅子坐立测试等；②如果检测到骨骼肌功能下降，就需要进一步对身体成分进行评估，可采用双能 X 射线吸收法（DEXA）或生物电阻抗法（BIA）测定肌肉质量。

四、哪些运动方法减重效果更好

在追求健康与体态的过程中，选择合适的运动方法对于有效减重至关重要。减重不仅仅是一个数字游戏，更是关乎改善生活方式、提高身体素质的全方位挑战。通过科学搭配有氧运动、力量训练和日常活动，我们可以更有效地燃烧脂肪，塑造理想体型，同时增强心肺功能，提升整体健康水平。这一综合策略不仅能够帮助我们实现减重目标，还能让我们的生活更加充满活力与乐趣。

听专家说

1. 有氧运动：燃脂的金钥匙

有氧运动，作为减重的基石，通过持续提高心率，增加身体对氧气的需求，从而加速脂肪的燃烧。这类运动形式多样，从慢跑、快走、游泳到骑自行车，每个人都能根据自己的兴趣和身体状况找到适合自己的方式。专家指出，保持每周至少 150 分钟中等强度有氧运动或 75 分钟高强度有氧运动，结合适度的休息，能够显著促进体重的下降。此外，有氧运动还能提升心肺功能，增强免疫力，为身体带来全面的健康益处。

2. 力量训练：塑造体型，提升代谢的隐形引擎

力量训练在减重过程中同样扮演着不可或缺的角色。它不仅能够增加肌肉量，塑造紧致的身材线条，更重要的是，肌肉是身体的“代谢工厂”，能够在休息时持续消耗热量，提高基础代谢率。这意味着，即使在不运动的时候，身体也能自动燃烧更多的脂肪。因此，将力量训练纳入减重计划，通过哑铃、杠铃、自重训练等方式，针对全身各肌群进行锻炼，是实现长期减重目标的关键。

3. 增加日常活动：微习惯，大改变

除了专门的运动时间，增加日常活动也是减重过程中的重要一环。我们往往忽略了这些微小但频繁的活动对能量消耗的贡献。比如，选择步行或骑自行车上、下班，利用午休时间进行短暂的散步，或是增加家务活动的强度和时间，都能在不知不觉中增加每日的总能量消耗。这些微习惯的改变，虽然看似微不足道，但长期积累下来，却能对减重产生显著的影响。

健康加油站

肥胖或超重以BMI（kg/m^2）分类，BMI ≥28.0 为肥胖；24.0≤ BMI<28.0 为超重；18.5≤ BMI<24.0 为体重正常；BMI<18.5 为体重过低。

成年人向心性肥胖以腰围（cm）分类：85≤男性腰围 <90，80≤女性腰围 <85，为向心性肥胖前期；男性腰围≥90，女性腰围≥85，为向心性肥胖。

肥胖的影响因素如下。

（1）遗传因素（仅占 20%~40%）。

（2）膳食结构和饮食行为，如动物性和深加工食物摄入过多，谷类和新鲜蔬菜、水果摄入过少，脂肪供能比增加显著，膳食总能量摄入量超过消耗量。

（3）静坐少动的生活方式。

（4）丰富、可及、便利的加工食品和快餐食品，以及经济收入和购买力提高等社会因素。

五、运动如何影响大脑功能和认知能力

认知能力是指人脑加工、储存和提取信息的能力，即人们对事物的构成、性能、与他物的关系、发展的动力、发展方向以及基本规律的把握能力。它是人们成功地完成活动最重要的心理条件。知觉、记忆、注意、思维和想象能力都被认为是认知能力。认知能力下降与大脑右侧海马萎缩有关。大脑颞叶处的海马是我们认知的指挥部，负责学习、巩固记忆和空间导航等。

听专家说

老年人进行有氧运动可对认知功能产生有益影响，提高大脑可塑性，延缓海马萎缩，增强视觉注意力和记忆力。中枢神经系统中海马回的主要功能是处理信息形成短时记忆，而有氧运动能使海马齿状回脑血容量增加，表现为执行功能和记忆域的反应时间显著缩短，但对记忆任务的准确性无明显影响。

有氧运动，可以减缓认知功能下降速度，提高整体认知水平，增强视觉注意力和记忆力，促进血管生成，增强突触可塑性，减少淀粉样蛋白沉积，降低心血管疾病风险，减轻脑萎缩。其运动形式较多，如快走、慢跑、游泳、骑行、有氧舞蹈和爬山等。每周 5 天，每天至少 20 分钟。

抗阻运动，可以改善整体认知执行功能、记忆力、语言流畅性。其运动形式包括弹力带、哑铃、杠铃、固定器械或徒手自重训练等。

有氧运动与抗阻运动联合，能提高大脑对信息的处理速度，增强整体执行功能和工作记忆。此外，联合运动还能改善抑郁症状和短期记忆。

健康
加油站

认知障碍患者运动注意事项如下。

安全第一：老年人认知障碍可能会干扰运动的安全性。认知障碍早期阶段，患者可以独立进行运动，内容应该包括有氧、力量和柔韧性的训练。随着病情加重，运动监督变得更加重要。监督除了可以保证安全，还可以帮助、鼓励和支持患者，并根据他们每个人的状况对运动处方加以调整。

定期调整：定期评估患者的运动能力，定期调整运动处方。

检查环境：解除可能有绊倒危险的隐患，比如光线不足、地毯松滑和电线暴露在表面等。如果平衡是一个问题，可以考虑在锻炼区域安装扶手。一个熟悉、安静的环境可以增加活动舒适度。

六、运动如何提高身体的灵活性和平衡能力

运动是提升人体灵活性和平衡能力的有效手段。运动通过增强肌肉力量和耐力，为身体提供稳固支撑，同时促进神经肌肉协调，提高大脑对肌肉的控制能力。平衡训练如瑜伽和太极拳，可加强本体感觉，提升身体对位置和运动的感知能力。有氧运动可增强心肺功能，促进血液循环，为肌肉提供养分，间接增强协调性。运动还能提升心理层面的平衡和协调能力，如自信心和专注能力，帮助人们在面对挑战时保持冷静和专注。

听专家说

运动提高身体的灵活性和平衡能力的原理可从以下几个方面来理解。

肌肉伸展: 运动通过伸展肌肉和肌腱,增加其长度和弹性,从而增加关节的活动范围。

神经肌肉协调: 运动可以加强大脑和肌肉之间的协调性,提高神经对肌肉的控制能力,使动作更加流畅和精确。

肌肉力量和耐力: 通过力量训练,肌肉变得更加强壮,能够支持更长时间的运动,提高耐力和稳定性。

核心稳定性: 运动,尤其是核心肌群的训练,可以增强腹部和背部肌群力量,提高身体的核心稳定性,这对于平衡至关重要。

本体感觉: 运动可以提高本体感觉,即身体对自身位置和运动状态的感知能力,这对于维持平衡和动作协调非常重要。

关节灵活性: 通过运动,关节周围的肌肉和韧带得到加强,关节的灵活性和稳定性得到提高。

心血管健康: 有氧运动可以增强心肺功能,促进血液循环,为肌肉提供更多的氧气和营养,有助于恢复和提高运动能力。

身体意识: 运动可以增强身体意识,即对自己身体在空间中的位置和运动的感知,这对于增强平衡功能和协调性至关重要。

适应性和反应速度: 通过不断练习,身体学会适应不同的运动模式和环境,提高对不平衡状态的反应速度和调整能力。

心理因素: 运动还可以增强自信心和专注能力,这有助于在面对需要平衡能力和灵活性的挑战时保持冷静和专注。

健康
加油站

建议老年人通过适当的训练和综合性活动（如太极拳、瑜伽）来提高身体控制能力（如平衡功能、灵活性、协调性和步态），这样可以保持稳定的身体功能，并降低跌倒风险。太极拳练习对老年人的下肢肌肉力量、本体感觉、神经肌肉反应能力、步态以及认知功能均有促进作用。美国老年医学会、英国老年医学会将肌力、步态及平衡功能训练（如太极拳）作为老年人跌倒预防干预的 A 级推荐。

七、运动如何促进消化系统健康

运动在促进消化系统健康方面有着显著的益处。规律运动可以促进肠道蠕动，帮助消化食物，预防便秘和消化不良。此外，运动还可以调节肠道菌群，增强免疫功能，从而降低胃肠疾病的风险。通过运动，消化系统的血液循环得以改善，消化酶的分泌增加，食物的消化和吸收效率也得到提升。

听专家说

1. 胃肠病学方面

运动可以通过多种机制促进消化系统健康。首先，运动能够刺激肠道蠕动，加快食物在消化道中的移动速度，减少食物在肠道内滞留的时间，预防便秘。其次，运动还可以促进消化液分泌，提高消化酶的活性，帮助分解和吸收营养物质。最后，规律运动有助于维持健康的体重，减少腹部脂肪堆积，从而降低胃食管反流和其他消化系统疾病风险。

2. 营养学方面

运动可以调节肠道菌群，促进有益菌生长，抑制有害菌繁殖。健康的肠道菌群对于消化系统的正常功能和免疫功能至关重要。运动还可以通过促进血液循环来增加消化器官的氧气和营养供应，从而提升消化功能和代谢效率。此外，适量的运动可以缓解压力和焦虑，减少胃肠道功能紊乱（如肠易激综合征）的发生。

3. 运动医学方面

适量的有氧运动和力量训练对消化系统健康有着积极的影响。有氧运动如步行、跑步、游泳等，可以促进全身血液循环，增强肠道平滑肌功能，促进消化功能。力量训练则可以增加核心肌群力量，维持腹部器官的正常位置和功能，防止胃下垂和便秘。此外，运动还能促进体内代谢废物的排出，有助于保持肠道的清洁和健康。

健康加油站

肌肉运动可以产生骨骼肌血管扩张、血流量增加与内脏血管收缩、血流量减少的效应，导致胃肠道血流量明显减少，消化腺分泌消化液的量下降；运动应激亦可导致胃肠道机械运动减弱，使消化能力受到抑制。

为了解决运动与消化功能的矛盾，一定要注意运动与进餐之间的间隔时间。饱餐后，胃肠道需要的血液量较多，此时立即运动，将会影响消化，甚至可能因食物滞留造成胃膨胀，出现腹痛、恶心及呕吐等运动性胃肠综合征。剧烈运动结束后，应适当休息，待胃肠道供血量基本恢复后再进餐，以免影响消化、吸收功能。

八、运动为什么会降低患某些癌症的风险

运动在降低某些癌症风险方面起着重要作用。规律的体育锻炼不仅能改善整体健康状况，还能通过多种机制降低患癌风险。适量的运动可以降低乳腺癌、结直肠癌和肺癌等多种癌症的发生概率。运动通过调节激素水平、增强免疫系统功能、减少炎症和促进代谢等途径，可有效降低患某些癌症的风险。

听专家说

在科学合理的运动计划和健康生活方式的基础上，运动不仅能降低患某些癌症的风险，还能提升整体健康水平。家长和教育者应鼓励儿童和青少年积极参与运动，为他们的健康成长打下坚实的基础。

1. 肿瘤学领域

规律运动能够通过多种生理机制降低患癌风险。首先，运动有助于调节体内的激素水平，如雌激素和胰岛素，这些激素的过度分泌与乳腺癌和结直肠癌的发生有关。运动通过降低这些激素的水平而降低相关癌症的发生风险。其次，运动可以增强免疫系统的功能，提高机体识别和杀灭癌细胞的能力。最后，运动还可以减轻体内的炎症反应，抑制癌细胞的生长和扩散。

2. 公共健康领域

运动在预防癌症方面具有显著的公共健康意义。通过促进体重管理和减少肥胖，运动能够降低与肥胖相关的多种癌症风险。肥胖是乳腺癌、结直肠癌、胰腺癌和子宫内膜癌等多种癌症的高危因素。通过定期的体育锻炼，个体可以有效地控制体重，降低这些癌症的发生概率。

3. 营养学方面

运动与健康饮食相结合，对于降低癌症风险有着重要作用。运动可以

促进新陈代谢，加速体内毒素和代谢废物的排出，降低癌症的发生概率。健康的饮食可提供必要的营养和抗氧化物质，帮助身体抵御癌细胞的侵袭。通过综合的生活方式干预，个体能够显著降低患癌的风险。

健康加油站

运动防治癌症的机制如下。

（1）降低与癌症（如乳腺癌和结肠癌）发生相关的性激素（如雌激素）和生长因子水平。

（2）降低胰岛素水平，对防治乳腺癌和结肠癌具有积极作用；减少炎症；增强免疫系统功能。

（3）改变胆汁酸的代谢，减少胃肠道对这些可疑致癌物的暴露，从而降低结肠癌的风险；减少食物通过消化系统所需的时间，从而减少胃肠道对可能的致癌物的暴露。

（4）帮助预防肥胖，肥胖被证明是多种癌症的危险因素。

（5）运动对身体产生积极的心理影响，从而可以改善情绪，减轻焦虑和抑郁程度，增强免疫系统功能，改善睡眠，提升认知能力和生活质量。

第二章 运动与生命

第一节 运动与血压健康

一、运动可以降血压吗

运动可以帮助降低血压。影响动脉血压的因素主要包含五个方面：①每搏输出量；②心率；③外周阻力；④大动脉管壁弹性；⑤循环血量与血管容积。运动可以通过增加血管容积、增强血管弹性、减轻心脏负担、降低心率及外周阻力等方式，有效地降低收缩压和舒张压，从而使高血压患者更好地控制血压。

听专家说

1. 运动降血压的原理是什么

增强心血管功能：运动可以增强心肌收缩力，使心脏泵血效率提高，相同心率下心脏输出的总血量增加，因此血管会适应性扩张，降低血流阻力，进而降低血压。运动能够增强血管弹性，让血管能更好地适应血压变化，减少血压波动。

减轻体重：运动可以帮助消耗体内多余的热量，减少脂肪堆积，降低心脏负荷，从而降低血压。运动有助于控制血糖、血脂水平，降低心血管疾病风险，间接降低血压。

降低交感神经兴奋性：运动可以减少交感神经系统的过度兴奋，副交感神经作用相对增强，导致心率减慢、血管舒张，使血压下降。运动还有助于调节体内的激素水平，如降低肾素－血管紧张素－醛固酮系统的活性，抑制血管紧张素的生成，产生降血压效果。

缓解精神压力：运动可以缓解压力、焦虑和紧张情绪，这些负面情绪往往会导致血压升高，因此运动有利于血压的稳定控制。

2. 运动坚持多久才能产生降低血压的效果

运动达到降低血压效果所需时间因人而异。如果能够保持规律且适量的运动，可能在数周到数月内开始显现出一定成效。如果每周进行至少150分钟中等强度有氧运动，比如快走、慢跑、游泳等，并且持续8~12周，可能会观察到血压的初步改善。想要取得更显著和持久的降血压效果，需要长期坚持运动，甚至是终身保持运动习惯。需要注意的是，运动降血压的效果还受到运动强度、个人身体状况、饮食和其他生活习惯等多种因素影响。如果能够同时控制饮食，减少钠盐摄入，增加钾的摄入，戒烟限酒，保持良好的睡眠与心态，运动降血压的效果可能会更加理想。

健康加油站

运动虽能降低血压，但效果有限，不能完全替代抗高血压药。高血压患者仍需规律服药，辅以运动调理血压，应注意观察血压的变化，根据医生的建议调整药物剂量，贸然自行停药仅靠运动可能增加心脑血管疾病风险。

二、运动过程中血压有什么变化

血压就像一个人的“生命压力表”，它告诉我们身体的运作状况。在运动过程中，血压会发生一系列变化，这些变化对于评估个人健康状况非常重要。运动过程中血压的变化特点为收缩压随着运动的增加而升高，舒张压在整个运动过程中变化不大或轻度降低，如果运动过程中舒张压升高，或收缩压超过200mmHg，提示运动高血压风险；运动过量时舒张压、收缩压均可能下降；运动结束后，血压逐渐恢复到运动前的水平。了解此规律有利于对运动过程中身体反应进行监测和调节。

听专家说

1. 运动初期血压有什么变化

在开始运动时，交感神经系统会被激活，肾上腺素分泌增加，这会导致血管收缩，心率和血压迅速上升，这是因为我们的肌肉需要更多的氧气和营养物质来满足剧烈运动的需求。比如说，当你开始跑步的时候，血压会急剧上升，你的心脏怦怦直跳，好像随时都会从胸腔里蹦出来，不过别担心，这只是血压升高的“前奏”而已。此时，收缩压通常会增加 20~40mmHg，而舒张压则上升 10~20mmHg，这是机体对运动刺激的正常反应。

2. 运动中期血压有什么变化

随着运动持续进行，身体会进一步调节血压以适应运动需求。此时，随着肌肉对氧气的需求越来越多，心脏泵血能力会不断增强，收缩压会继续上升，可能达到 150~180mmHg。同时，外周血管会适当扩张，使得外周阻力降低，血液能更顺畅地流向全身各个部位，有利于向活跃的肌肉组织输送更多的血液，这样一来，舒张压也会相应下降，通常为 80~90mmHg。总体来说，身体呈现收缩压升高、舒张压下降的特点。虽然收缩压看上去很高，但不用担心，大多数人在适度运动后都能顺利恢复正常血压，并获得身心愉悦，所以不必因为担心血压变化而放弃运动。

3. 运动后期血压有什么变化

运动持续一段时间后，身体代谢加快，热量产生增多，血管扩张进一步加强，外周阻力持续降低，从而使得收缩压和舒张压均有所下降。运动结束后，血管会逐渐回缩，心率和血压也会逐渐恢复到运动前的水平，这个过程通常需要 5~10 分钟。

健康加油站

总的来说，运动过程中血压变化是一个非常动态和复杂的过程。它不仅反映了我们身体对运动的生理反应，也体现了人体自身调节机制的精妙运作。我们应该充分认识到运动对血压的影响，并根据自身的身体状况合理安排运动强度，从而在享受运动乐趣的同时也能维护好自己的身体健康。

三、高血压患者做哪些运动降血压效果最好

运动疗法是一种常见的非药物疗法和生活方式干预手段，可以缓解交感神经紧张，促进血管扩张物质分泌，帮助身体更好地代谢糖脂，从而有效降低血压水平。高血压患者除了坚持遵医嘱服用抗高血压药，合理规律的运动也必不可少。运动类型分为有氧运动和抗阻运动，其中抗阻运动包括等张运动和等长运动。研究发现，所有类型的运动都有助于降低收缩压和舒张压，但等长运动使血压下降的幅度最大，可使收缩压平均降低 8.24mmHg，舒张压平均降低 4mmHg。

听专家说

1. 降血压的运动方式有哪些

有氧运动：指在氧气供应充足的环境下，进行低强度、有节奏、持续时间较长的运动，比如快步走、慢跑、游泳、骑自行车、跳广场舞等。

等张运动：指肌肉收缩时只有长度变化而无张力改变的运动。此时肌肉承受的负荷小于肌肉收缩力，比如负重蹲起、哑铃、卧推等。

等长运动：指给肌肉增加负荷，但

肌肉两端固定、长度不变，仅张力增加的运动。此时肌肉承受的负荷等于或大于肌肉收缩力，比如平板支撑、静态卷腹、靠墙静蹲、扎马步等。

2. 哪些运动是降血压的最佳选择

有氧运动和抗阻运动均有助于降低静息收缩压和舒张压，但等长运动降低高血压患者静息收缩压水平的效果更佳。

研究发现，等长运动后收缩压/舒张压降低8.24/4mmHg，而有氧运动后收缩压/舒张压降低4.49/2.53mmHg，等张运动后收缩压/舒张压降低4.55/3.04mmHg；有氧运动联合抗阻运动后收缩压/舒张压降低6.04/2.54mmHg。

等距靠墙静蹲是降低收缩压最有效的方式，其次是等长伸腿、等距握、

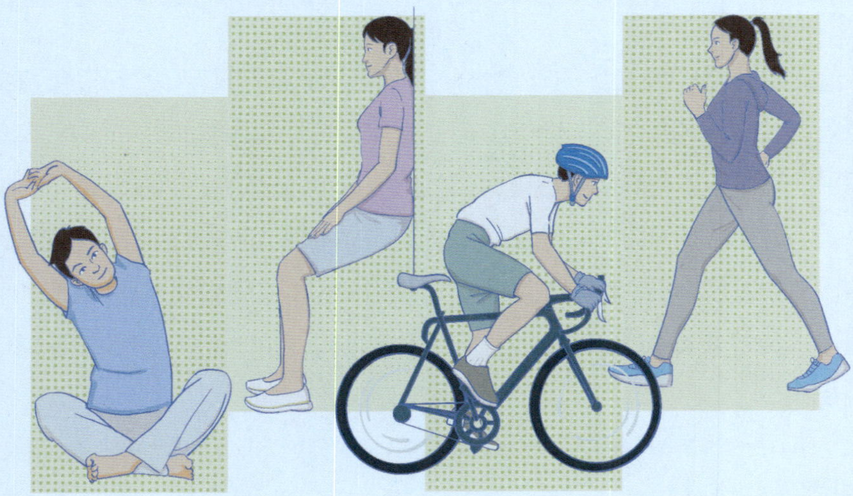

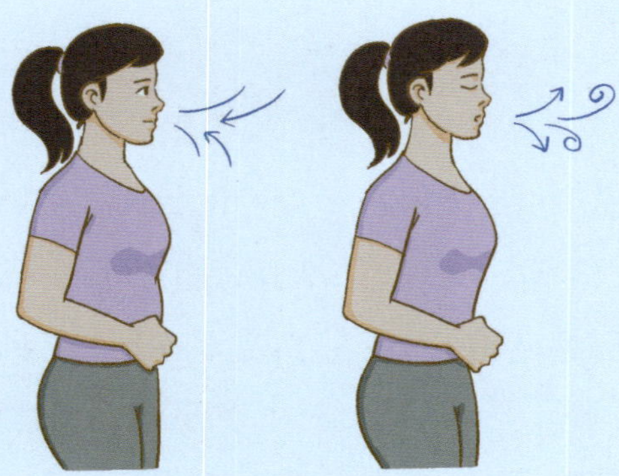

骑自行车、跑步、有氧运动联合抗阻运动、冲刺间歇运动、其他有氧运动、等张运动、有氧间歇运动和步行。

跑步是降低舒张压最有效的方式，其次是靠墙深蹲、等距握、等长伸腿、骑自行车、冲刺间歇运动、等张运动、其他有氧运动、有氧运动联合抗阻运动和步行。

健康 加油站

靠墙静蹲注意事项：双脚打开与肩同宽，大腿与小腿 60° ~90°；膝盖不超过脚尖、不内扣；后背与头部紧贴墙壁；重心不要偏移；不要塌腰；双眼目视前方；下蹲时间不要过长；下蹲幅度以不产生膝关节疼痛为最佳。建议大家每天做 3~5 组，一般靠墙静蹲到大腿发酸即可，量力而行。也可以每次做 2 分钟，间歇 2 分钟，一共做 4 次左右，循序渐进。

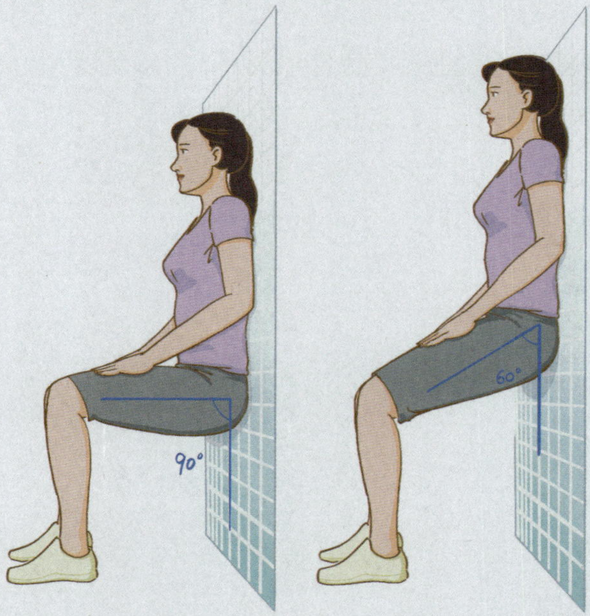

靠墙静蹲

四、哪些运动有助于血压处于正常高值者降血压

根据《中国高血压防治指南（2018 年修订版）》，收缩压 120~139mmHg 和 / 或舒张压 80~89mmHg 被定义为高血压前期或正常高值血压。高血压是心脑血管疾病的主要危险因素，如冠心病、心肌梗死和脑卒中。规律运动或增加身体活动有利于控制血压。对于久坐不动的人群，所有运动类型都可以达到降血压的效果，如步行、慢跑、骑车、太极拳、八段锦、跳绳、哑铃、划船机、俯卧撑等。而血压处于正常高值者，等张运动降血压效果更好。

听 专家说

1. 血压处于正常高值者为什么要运动

血压处于正常高值水平时，靶器官损害和患脑血管疾病的风险就已经开始增加了。正常高值血压可能使颈动脉内 - 中膜变厚、冠状动脉粥样硬化、心脏结构改变以及心脏舒张功能障碍的风险增加，甚至增加代谢综合征的风险。

生活方式干预可以降低血压，预防或延迟高血压的发生，降低心血管疾病风险。其中增加运动锻炼在维持正常高值血压人群健康方面起着至关重要的作用。除此之外，运动还可以改善血糖异常、炎症、身体成分，降低某些癌症和全因死亡风险，改善骨骼、大脑和精神健康，以及改善身体功能、睡眠和提高生活质量。

2. 血压处于正常高值者该如何运动

血压处于正常高值者采用等张运动可使收缩压降低 1.7~4.7mmHg、舒张压降低 1.7~3.8mmHg，有氧运动可使收缩压降低 1.7~2.1mmHg、舒张压降低 1.7~1.9mmHg。等张运动使血压下降的幅度略大于有氧运动。对于正常高值血压，等张运动的降血压效果要优于有氧运动和等

长运动，应作为该人群的一线运动疗法。

哑铃弯举：保持背部挺直，双脚分立与肩同宽，交替弯曲肘关节举起哑铃，避免背部倾斜、摇晃以及移动肩关节。每组 8~12 次，共 2~3 组。

深蹲：下蹲至膝关节弯曲接近 90°，大腿与地面平行。注意保持身体平直，挺胸，不要弓背，膝关节不超过脚尖。每组 10~15 次，共 2~3 组。

卧推：双脚自然开合，腰背贴紧凳子，大臂和身体保持 45° 夹角，核心收紧，吸气时屈肘下落，呼气时伸肘上推。每组 8~12 次，共 2~3 组。

哑铃弓箭步：双脚分开与肩同宽，单腿向前迈步，前后腿保持 90°，脚尖朝前，膝关节不可内扣，脊柱保持直立状态。每组 10~15 次，共 2~3 组。

健康加油站

在运动过程中，如果突然出现任何不适，例如头晕、胸闷、胸痛等，建议立即停止运动并测量血压，如果血压超过 180/110mmHg，需暂停运动，先进行药物治疗，并及时前往医院就诊。任何运动都应遵循循序渐进的原则，根据自身情况量力而行。

五、体位性低血压如何通过运动改善

对于体位性低血压患者，可以通过以下运动方式改善。可选择半卧位踏车以及划船运动，这些方式可以减少重力对血液的影响，对于病情严重的体位性低血压患者来说也比较容易耐受。鼓励患者下半身（例如臀肌、股四头肌、小腿三头肌等下肢肌肉）的力量训练，因为这些运动能够让血容量增加，还能提高肌肉对血管的收缩效果，从而带来好处。也可以游泳，因为水压可以促进静脉血液回流到心脏，不过离开水的时候需要注意，可能会出现头晕等症状，特别是在温度比较高的时候。所以，对于体位性低血压患者，我们建议在耐受的情况下进行运动训练，避免衰弱出现和促进体位性低血压症状改善。

听专家说

1. 什么是体位性低血压

体位性低血压，也称直立性低血压，是晕厥的一种常见病因。体位性低血压是指在由卧位或坐位突然直立时，收缩压下降≥20mmHg、舒张压下降≥10mmHg，或收缩压降至<90mmHg。体位性低血压患者站立时可能会出现多种症状，如恶心、虚弱乏力、头晕眼花、视物模糊、双腿无力等，严重者可导致晕厥，表现为瞬间意识丧失、跌倒在地，跌倒后又很快苏醒。

2. 在发生体位性低血压时如何快速缓解

当发生体位性低血压时，我们可以做双腿用力交叉、下肢及核心肌肉绷紧、原地下蹲等动作，利用肌肉对血管的挤压作用，增加回心血量，促进血液在体内的合理分布，减轻症状。

3. 体位性低血压患者的自我管理

除通过规律运动来改善体位性低血压症状，我们还可从以下几方面进行自我管理。

日常生活方面：穿高腰压力袜，有助于改善血液流动和缓解直立性低血压症状；避免快速变换体位，下床时，先在床边坐 1 分钟，然后再站起来；平时抬高床头。

饮食方面：要多喝水，保持水分充足有助于预防低血压症状，在长时间站立或进行任何可能诱发低血压症状的活动之前充分饮水。适当增加饮食中的含盐量，增加盐量必须谨慎，盐量过多可能导致血压上升超过正常值范围，带来新的健康风险。减少进餐分量，如果血压在饭后下降，低碳水化合物的小份餐可能有所帮助。饮酒可能加重直立性低血压，因此请限制或完全避免饮酒。

健康加油站

体位性低血压症状与多种疾病症状相似，所以若出现类似体位性低血压的状况，请及时前往医院检查。例如脊髓损伤、多发性神经根炎等疾病会影响自主神经系统功能，进而引发体位性低血压；心脏疾病患者由于心脏泵血功能减弱，也容易在体位改变时出现血压降低。定期运动不仅能增强体质，还能改善体位性低血压症状。然而，运动需循序渐进，避免过度疲劳。保持充足的水分摄入和健康的饮食习惯，也有助于维持稳定的血压水平。

六、高血压患者运动时出现心率过快或血压过高，如何调整

高血压患者在运动时如果出现心率过快或血压升高的情况，可以适当降低运动强度，如慢跑时降低步速，力量训练时降低力量负荷；也可以通过减少运动时长，延长力量训练的组间间隔，或进行短暂的休息，使身体得到恢复，降低心率和血压。另外，可以将运动类型调整为八段锦、太极拳等一些低强度的运动。如果运动中出现明显的头晕、恶心、胸痛等症状，应立即停止运动，找一个舒适的地方坐下或躺下休息，避免进一步加重心血管负担。运动应遵循循序渐进的原则，防止出现因过度劳累而使心率增快、血压升高的情况。运动过程中出现

心率过快或血压升高应及时和医生进行沟通，以便后续运动处方、药物处方的调整。

听 专家说

1. 运动时心率、血压变化的影响因素

运动的强度、频率、时长和类型都会影响心率和血压的变化。值得注意的是，随着有氧运动量的增加，收缩压升高，而舒张压不变或略有升高。力量训练时，伴随外周阻力增加，血压会更高，但心率和每搏输出量受影响较小。除此之外，患者的年龄、身体状况（如疲劳程度和睡眠是否充足）也会影响运动时的心率和血压。因此，在运动前高血压患者应该保证充足的睡眠与体力，避免在运动过程中出现不良的心率、血压变化。

2. 高血压患者如何防止运动时心率过快、血压过高

监测心率：高血压患者运动前应监测心率，当静息心率超过 120 次 / 分时不应进行运动。高血压患者不应进行心率超过 140 次 / 分的剧烈运动。

监测血压：高血压患者运动前应进行血压的监测。静息状态下血压超过 180/110mmHg 时不应进行有氧运动；血压超过 160/100mmHg 时不应开始力量训练。静息血压为 180/110mmHg 以上的患者，需要在药物治疗后才能开始运动。运动时应该保证血压≤210/105mmHg。

关注症状：运动前应确保身体无任何不适。运动过程中应保证无头晕、恶心、呕吐、胸痛、心慌、胸闷、气短等不适症状。

健康
加油站

高血压患者应进行规律运动，保持良好的生活习惯。运动前应确保充足的休息和足够的体力，并进行适当的热身运动。避免剧烈运动，可以选择慢走、慢跑、太极拳等低强度运动。运动过程中避免憋气动作，防止心率、血压升高过快引起头晕甚至摔倒。

七、哪些高血压患者不适合运动

随着人们健康意识的不断提升，运动被普遍认为是控制血压、促进健康的有效途径。然而，并非所有高血压患者都适宜参与运动。对于重度高血压、血压控制不稳定，以及伴有严重心脏疾病、脑血管疾病或肾病等并发症的患者来说，运动可能带来潜在的风险。因此，在决定开始运动计划前，高血压患者需要充分了解自己的身体状况，建议在专业医生的指导下进行。

听专家说

1. 哪些高血压患者应该避免或谨慎进行运动

有以下情况的高血压患者不适合立即开始高强度运动。

未控制的高血压：如果血压处于160/100mmHg 以上的水平且未经有效药物治疗，运动可能导致血压急剧上升，增加心血管疾病风险。

严重并发症：有心力衰竭、主动脉夹层、肾功能不全等严重并发症的患者，需要在医生的严密监控下进行运动。

新发或不稳定型高血压：近期才被诊断为高血压，或者血压波动较大的患者，需要先稳定血压再开始运动。

心脏疾病：如冠心病、心律失常等，需要医生评估运动对心脏的影响。

严重眼底病变：高血压导致的眼底病变可能影响视力，此时运动需谨慎。

严重肾脏疾病：肾功能受损的患者，运动可能加重肾脏负担。

年龄较大或身体状况较差：对于老年人或身体状况较差的患者，可能需要从低强度运动开始，逐步增加运动量。

在任何情况下，开始运动前都应该咨询医生，根据个人的具体情况制订适合的运动计划。医生可能会建议进行低至中等强度运动，并在运动过程中密切监测血压和身体反应。

2. 高血压患者不适合进行哪些运动

憋气动作：高血压患者运动时，要避免做憋气动作，如举重、拔河、引体向上等。憋气时，血压升高，容易突发心脑血管急症。

迅速低头弯腰动作：当患者迅速低头弯腰的时候，大量血液会突然流向脑部，造成脑部血压增高。如果脑血管弹性较差，可能会造成脑出血。

下蹲起立动作：当患者下蹲时会压迫腹部，不能进行足够深的呼吸，会导致血液中氧气含量不足。如果下蹲后起立的速度较快，会使脑部的供血突然减少导致跌倒，容易诱发脑梗死。

3. 高血压患者应该如何判断自己是否适合运动

在开始运动前，建议高血压患者咨询专业医生，并进行必要的身体评估。医生会根据患者的具体情况，给出是否适合运动、适合何种类型及多大强度运动的指导。遵照医嘱科学运动，才能确保运动过程的安全和有效。

健康
加油站

科学运动，辅助降血压

高血压患者运动全程注意严密监测血压：如果血压过高，不建议运动。需按医嘱服用抗高血压药，待血压降至安全范围且无不适症状再进行运动。

在专业医生指导下进行科学运动：做 5~10 分钟的热身运动，对脚腕、膝盖、胯部、腰背、四肢进行拉伸。运动过程中如有头痛、头晕、心悸、胸闷、心绞痛等症状，应立即停止运动。运动结束后至少做 10 分钟拉伸动作，避免引起运动后血压降低、脑部暂时性缺血、心慌气短、头晕眼花等不适。

第二节 运动与血管健康

一、什么是健康血管

随着社会老龄化进展，压力、不健康生活方式等多种因素的叠加，目前心血管疾病已成为威胁人类健康的主要因素，并且心血管疾病也成为人们更为关注的问题。血管将血液运送至全身各个器官及组织是从心脏开始的，最终回归心脏，由此形成了一个闭环。血管包括动脉、静脉和毛细血管，它不仅可以给组织和器官提供氧气和营养，也可以将二氧化碳及其他废物排出体外。这个系统的高效运转是人体生命活动的基石，因此健康血管对人的生命活动至关重要。首先，健康血管的管壁应柔韧有弹性，才可以随能量需求舒缩自如，维持脉压稳定。其次，管壁光滑畅通才能保证血液高效运输，能量才会源源不断地供给，废物才能有效排出。另外，系统内部高效协调地运转既保证了循环功能最大程度发挥，同时也是维持血管健康所必须的。

听专家说

1. 血管健康管理要趁早

随着年龄增长，血管老化一直在悄然进行，其过程在临床症状出现前的数年或数十年就已经开始了。研究发现，儿童时期收缩压持续升高、肥胖、高血糖、高脂血症和缺乏运动与中年时期血管老化的风险增加息息相关。更年期已被确认是加速血管老化的重要时期。

2. 血管健康报警信号

如果时常出现胸闷、胸痛（尤其和运动或情绪相关）、气短、头晕、疲劳、走路时腿部抽筋或疼痛、腿部肿胀、皮肤发凉或发红，说话、看东西或走路困难，以及单侧面部或肢体麻木无力，那您就需要留意血管的健康了。

3. 心血管健康危险因素

大部分动脉出现粥样硬化性改变是没有任何症状的。因此，有以下风险因素提示更容易患心血管疾病，如超重或肥胖、高血压、高脂血症、吸烟（包括电子烟）、2 型糖尿病、心血管疾病家族史、静坐少动，高钠、高糖和高脂饮食，过度饮酒、滥用药物、妊娠糖尿病、慢性炎症或自身免疫性疾病、慢性肾脏病等。

健康加油站

保持血管健康需要做到以下几点：保持健康饮食；适当运动；戒烟；保持充足睡眠；控制体重；控制胆固醇水平；控制血糖水平；控制血压水平。另外，定期体检也很重要。

二、运动对血管健康有什么好处

随着关于慢性代谢性疾病对心血管健康影响的深入研究，运动对心血管健康益处的证据也越来越多，有规律的运动训练，可以改善心血管系统功能，影响血管结构，改变血管在器官内的分布，进而促进循环系统高质量运转。比如长期规律的有氧运动可以反射性地引起心脏冠状动脉扩张及心肌毛细血管数量增加，从而保持冠状动脉血流畅通，可更好地供给心肌所需营养，降低心脏病发病率。运动还可以改变毛细血管在器官内的分布，促使身体大量贮备的毛细血管开放以及毛细血管数量增加，提高机体代谢能力；运动还有助于维持体重，调节血脂、血糖和血压，稳定肌肉、骨骼和关节，但需要注意运动量不是越大越好。

听专家说

1. 运动改善新陈代谢，降低心血管疾病风险

运动是代谢的调节剂，中低强度有氧运动消耗的能量来源以脂肪和葡萄糖为主，因此有效的运动可以减少肥胖和相关代谢综合征以及 2 型糖尿病的发生。运动还可以通过增加细胞对氨基酸的使用，从而改善心血管的新陈代谢。

2. 运动维持氧化还原平衡，减轻慢性炎症，减少血管损伤

规律运动可以增加血流对血管的剪切力，进而促进一氧化氮合成及生物利用度的提高，同时增加线粒体生物合成，增强机体抗氧化系统功能，维持机体氧化还原平衡；运动促进人体骨骼肌调控炎症因子，从而减轻慢性炎症；运动改善内皮依赖性血管舒张功能，保持内皮功能稳定，减缓“血管老化”，进而产生强大的抗动脉粥样硬化作用。

3. 运动保持血管弹性，降低动脉硬度

每次运动中重复的血流切应力刺激血管壁以及运动过程中骨骼肌对血管直接的机械性挤压，都可以物理性地改变血管弹性，降低动脉硬度。

4. 运动增强血管损伤修复机制

运动可通过预处理冠状动脉血管侧支来预防局部缺血，并通过减少血小板聚集和降低血液黏滞度、增加纤溶作用和动脉粥样硬化斑块的弹性蛋白和胶原蛋白量，来降低心肌梗死风险。

健康加油站

运动量过小，则达不到保持血管健康的目的，但是运动量过大，也会损害血管健康，如何掌握这个“度”常常令我们困惑。不要犹豫，先动起来，改变不运动状态，你就在为保持健康积极行动了。如果能坚持定期、适度的有氧运动，将更有益于保持血管健康。

三、如何通过运动保持血管健康

突发运动会引起血管功能的即时变化，长期运动则可以引起血管功能的慢性适应，从而使动脉血管结构重塑。科学合理的运动训练能有效降低动脉硬度，增加动脉弹性，预防和延缓动脉硬化的发展，明显降低心血管疾病的发生风险，对保持血管健康有重要意义。传统运动方式如有氧运动和抗阻运动或两者的联合都可以降低动脉硬度，增加血管弹性，对血管功能产生积极影响。新兴的间歇运动方式如高强度间歇训练和短冲间歇训练，以其短时、高效的特点，也在血管功能和动脉硬度的改善中发挥重要作用。

听专家说

1. 改变静坐少动的习惯

静坐少动对血管的危害不言而喻，坐得最久（>8 小时 / 天）、身体活动最少（<5 分钟 / 天）的人死亡风险最高。如果难以增加身体活动，改变静坐少动的习惯，减少静坐时间（如从每天 >8 小时久坐减少到每天 <4 小时）也可以降低风险。

2. 增加身体活动

如果无法改变静坐时间（每天 8 小时），就增加身体活动（每周 >150 分钟或每天约 30 分钟），可以选择增加站立和轻度运动等活动。

3. 保持终身规律运动

我们可以做哪些运动来保持血管健康？

有氧运动：长期规律的有氧运动是改善心血管健康状况和动脉功能最有效的锻炼方式，如游泳、骑车、有氧健身操、步行等，均可降低动脉硬度，增加血管弹性，对血管硬化的控制与改善具有积极意义。6~12 个月的广场舞锻炼也可以降低老年人动脉粥样硬化程度。

抗阻训练：长期抗阻训练可以保持并提高肌肉质量，同时还可以改善内皮功能和代谢，控制体重，降低血压和血脂。低强度抗阻训练可能会降低年轻人的动脉硬度。常见的抗阻训练包括器械抗阻训练和自身体重抗阻训练，后者如俯卧撑、深蹲、仰卧起坐等，不需要特殊设备，建议优先选择。

高强度间歇训练：是一种短时间相对高强度与较长时间低强度反复交替进行的运动方式。高强度间歇训练可以显著提高心肺耐力，促进血管健康。通过主观疲劳感评分（Borg 量表，10 分为满分）来量化这里的“高强度”，7 分以上的运动被视为强度较高。如果你在训练过程中的主观疲劳感评分达到 7 分或更高，那么这项训练对你来说就是“高强度”了。

短冲间歇训练：是一种以“全力”“超极量运动”为特点的间歇训练方式。短冲间歇训练可显著改善超重 / 肥胖等代谢紊乱和血管危险因素，可以作为该人群改善血管和代谢健康状况的一种可推荐的运动模式。

健康加油站

无论有氧运动、抗阻训练、高强度间歇训练还是短冲间歇训练，均有助于增强心肺功能，促进血液循环，改善血管健康状况。高危人群，尤其患有心脑血管疾病人群进行中高强度运动时，建议进行全面的运动风险评估，选择安全、有效的运动方案，预防运动时发生心血管意外。

四、血管有斑块该怎么办

越来越多的人在体检中发现自己的血管长了“斑块”，“动脉粥样硬化斑块”是血管斑块中最常见、最主要的类型，是血管在多种危险因素的共同作用下发生的动脉粥样硬化性改变。根据斑块稳定性的不同可分为稳定斑块和易损斑块。易损斑块就好比“活火山”，当遇到压力、劳累、血压波动等应激情况或事件时，斑块内部会出现炎症加剧，可能导致斑块内出血、斑块破裂，在短时间内形成血栓，堵塞血管，进而引发心肌梗死或脑梗死。而动脉粥样硬化斑块的形成也提示血管内皮损伤，如果导致损伤和粥样硬化斑块形成的机制不解除，病变持续进展，进而出现动脉管腔狭窄和闭塞，患者也终将会面临心脑血管梗死的风险。所以，面对血管斑块应该重视并予以管理。

听专家说

1. 哪些检测可以发现血管斑块

动脉粥样硬化斑块筛查包括侵入性和非侵入性两种影像学检测方法。常用的侵入性影像学检测方法包括冠状动脉造影或脑血管造影、血管内超声成像；非侵入性检测方法包括多普勒超声（颈动脉、股动脉、锁骨下动脉、肾动脉等）、冠状动脉 CTA 造影、冠状动脉钙化积分、心脏核磁、正电子发射体层成像、光学相干断层扫描及近红外光谱等，可由医务人员结合心血管危险分层选择适宜的筛查方法。

2. 如何管理和逆转血管斑块

动脉粥样硬化斑块是可以逆转的。逆转的方法包括健康生活方式干预和危险因素管理，其中良好的生活方式包括健康饮食、戒烟、限酒、坚持日常体育锻炼并保持理想体重、减轻精神压力并保持充足睡眠等，而危险因素管理则包括血脂、血压、血糖的管理，以及抗炎、抗血栓治疗策略的选择与合理用药。

3. 如何通过运动来管理斑块

建议每周 5~7 天、每天 30~60 分钟中等强度有氧运动。对于心脑血管疾病患者应先进行运动负荷试验，充分评估其安全性后，再进行身体活动。

健康加油站

众所周知，低密度脂蛋白胆固醇（LDL-C）水平与动脉粥样硬化斑块体积存在显著的线性关系，也是降血脂的关键指标，而他汀类药物是降血脂、稳定斑块的首选药物，在健康生活方式干预基础上、LDL-C 还未达标的情况下合理使用。如果没有其他危险因素，LDL-C 控制在 2.6mmol/L 以下；如果同时有糖尿病、冠心病、高血压、肥胖、吸烟等危险因素，LDL-C 最好控制在 1.8mmol/L 以下。

五、锻炼肌肉对血管健康有好处吗

骨骼肌约占人体重量的 40%，是最显眼的器官。除了执行身体的运动功能，骨骼肌还是进行葡萄糖代谢和维持葡萄糖稳态的主要器官之一。肌肉来源的肉碱是影响心脏和骨骼肌中脂肪酸转运的重要因素。另外，肌肉是人体重要的内分泌器官，可以通过产生各种运动因子来调节心血管代谢和功能。因此，锻炼肌肉可将全因死亡、心血管疾病、癌症、糖尿病和肺癌的风险降低 10%~17%，锻炼肌肉联合有氧运动对维持血管健康及预防心血管疾病有额外的获益。

听专家说

1. 锻炼肌肉促进血管健康的机制

锻炼肌肉可以通过提高肌肉质量而增强骨骼肌功能，减轻体重，控制血糖和提高胰岛素敏感性，从而改善代谢功能障碍和炎症。这可促进血管健康，减少心血管疾病的发生。锻炼肌肉还可以改善血压、脂质和脂蛋白等其他中间风险因素，从而维护血管健康。

2. 锻炼肌肉与 2 型糖尿病

肌肉强化活动与 2 型糖尿病风险的降低独立相关，符合剂量反应关系。改善胰岛素抵抗，促进血糖控制，是力量训练改善 2 型糖尿病的潜在机制。在有氧运动中加入抗阻等肌肉锻炼对预防 2 型糖尿病有好处。

3. 锻炼肌肉的方式及推荐

锻炼肌肉的方式又称抗阻/重量/力量训练，包括使用轻重量/大重量器械或自身体重（例如使用弹力带、哑铃，或做俯卧撑、仰卧起坐、深蹲起立及园艺活动等），可以保持和提高肌肉质量。锻炼肌肉与全因死亡率、心血管疾病和总癌症之间存在 J 形关联，即随着力量训练强度增加，心血管健康获益增加，但达到一定力量训练强度后，获益减少，肌肉损伤风险增加。每周进行 30~60 分钟包括全身大肌肉群的强化肌肉锻炼，可最大程度改善心血管健康。

健康加油站

锻炼肌肉对心血管健康有明显的益处，但不能过量，过量的训练不仅会抑制肌肉生长，还会对心血管产生一定的负面影响，包括动脉僵硬性增加及心脏肥大等。另外，在肌肉强化锻炼过程中，精神要放松，心情要愉快，动作要有节律，呼吸要自然，不闭气，避免诱发严重心血管反应。运动过程中如果出现骨关节疼痛、头晕、心悸等不适，需要减量或立即停止，避免运动损伤。运动应与休息交替进行，避免过劳。

六、运动可以“燃”掉血管上的斑块吗

答案是肯定的，我们知道血管斑块是血管管壁发生动脉粥样硬化性改变的表现。动脉粥样硬化的原因是中等动脉或大动脉的动脉壁形成脂质斑片状沉积物，进而导致血管狭窄，血流减少或淤滞。其主要机制学说是“内皮损伤学说”和“脂质浸润学说”。而科学合理的运动不仅可以直接或间接地调控血管结构和功能，减轻血管内皮损伤，还可以减少动脉粥样硬化危险因素，降低脂质，提升身体代谢水平。

听专家说

众所周知，减少动脉斑块的有效方法包括口服调血脂药、良好的生活习惯及手术等。运动通过激活机体内源性保护机制，发挥系统性的心血管保护作用，可减少动脉斑块。

1. 有氧运动可改善血脂水平及脂质代谢能力

研究表明，“坏胆固醇”是形成动脉斑块的主要“原料”，当其降低幅度足够大、水平足够低时，已经形成的斑块可能会完全缩小甚至消失。而运动干预可明显降低总胆固醇、低密度脂蛋白胆固醇（坏胆固醇）水平，升高高密度脂蛋白胆固醇（好胆固醇）水平。运动干预还可以促进他汀类药物降脂稳定斑块的作用，间接“燃烧”血管斑块，其中有氧运动的调控作用更全面。

2. 高强度间歇训练可缩小斑块体积

高强度间歇训练缩小动脉斑块体积的可能机制为对冠状动脉危险因素的改变以及对冠状动脉粥样硬化局部的直接影响，表现为对“坏胆固醇”的调控以及运动产生局部血流动力学力量的交替对于动脉粥样硬化进展和消退的动态生物学作用。

健康
加油站

尽管越来越多的证据表明运动对逆转斑块有益，但逆转斑块的最佳策略还是综合管理，包括调整生活方式、减少热量过度摄入、保持体重、戒烟限酒、科学运动。另外，药物治疗要合理、规范。

七、心脏血管狭窄可以运动吗

心脏血管狭窄的主要病理基础是冠状动脉粥样硬化性改变，容易导致心肌缺血缺氧，出现心绞痛症状，严重狭窄或闭塞则出现心肌梗死、心力衰竭或猝死等。科学运动不仅可以逆转动脉粥样硬化斑块，减轻症状，改善冠状动脉血流，还能促进动脉粥样硬化重塑，降低心血管事件风险。因此，运动是心脏血管狭窄一级和二级预防中的有效措施。但随着运动强度的递增，心脏血管血流增加，加上运动时血液流动速度和压力增加，可能导致血管狭窄加重或血管不稳定斑块破裂，形成血栓，阻塞血管，因此，心脏血管狭窄患者需要掌握科学运动方法。

听专家说

运动作为有效触发机体反应的因素之一，在激活人体内源性防御系统机制并保持血管健康方面有着积极的作用，积极有效的运动获益也需要建立在科学筛查和有效评估基础上。

1. 冠状动脉粥样硬化（冠状动脉狭窄 <50%）

冠状动脉狭窄程度小于50%的病变为冠心病前期或非梗阻性冠心病，可能有心肌微循环障碍或微血管病变，极少数患者有动脉内膜撕裂或者高危不稳定斑块，也可导致心脏恶性事件发生。因此，在规律服药、严格生活方式管理的基础上，有针对性的运动和心脏康复治疗可改善心绞痛症状、提高运动耐量、提高生活质量，减少恶性心血管事件发生。

2. 冠状动脉粥样硬化性心脏病（冠状动脉狭窄≥50%）

以五大处方（运动处方、药物处方、营养处方、心理处方和戒烟处方）为基础的心脏康复，在冠心病的临床综合管理中取得很好的效果，其中运动康复是其核心组成部分，包括院内、门诊及家庭康复三个阶段，每个阶段的康复目标和运动方案不完全相同，但运动前都需要进行运动风险测评，并制订安全、个性化的运动方案。

健康 加油站

无论血管狭窄程度如何，健康的生活方式和适宜的运动是预防狭窄进一步加重、保持血管健康的基石。但如果近期有活动后胸闷、气短等不适，发生过心肌梗死或心绞痛且没有得到有效控制，或者处于其他疾病的急性期，都必须咨询医务人员，在其帮助下评估能否运动及制订合理运动方案，运动时可以和家人一起，循序渐进，提高运动持久性。中等强度有氧训练是首选的运动方式，应首先增加持续时间，然后增加强度。每天持续进行几次较短时间的锻炼是较长锻炼的另一种选择，有氧运动和抗阻训练联合及高强度间歇训练也是很好的选择。

八、哪些运动能预防下肢静脉血栓

随着人们生活方式的改变，久坐（办公、娱乐等）、长时间乘车及航空旅行等使潜在静脉血栓风险明显升高，突发“血栓致死”成为威胁人类健康的一大杀手。下肢静脉血栓是一种严重的血管疾病，是指在腿部深静脉中形成血块。这种血块可以阻塞静脉，影响血液流动，甚至可能引发肺栓塞，威胁生命。预防下肢静脉血栓的一个重要方法是通过适当的运动来促进血液循环，降低血栓形成风险。

听专家说

1. 下肢静脉血栓的成因

血流缓慢：长时间不动，如久坐或久卧，会导致血液流动减慢，血栓形成的风险升高。

血液成分变化：某些疾病或药物会改变血液的凝固特性，使血液更容易凝结。

血管壁损伤：手术、外伤或炎症会损伤静脉壁，促进血栓形成。

2. 下肢静脉血栓的预警信号

腿部肿胀：特别是一侧腿部明显肿胀。

腿部疼痛：常感觉到腿部肌肉疼痛或压痛，尤其是在走路或站立时。

皮肤发热和变红：受影响的腿部皮肤可能发热、变红或变蓝。

表浅静脉扩张：在皮肤表面可以看到明显扩张的静脉。

3. 预防下肢静脉血栓形成的运动方式

散步：是一种简单有效的运动，适合不同年龄和体质的人。每天散步30分钟可以促进下肢血液循环，防止血液在静脉中淤积，减少血栓形成的可能性。

踝泵运动：通过腿部肌肉收缩和舒张，促进血液流动，预防血流淤滞。具体方法：坐着或躺着，踝关节最大程度背屈、跖屈5秒，每次5~10分钟，接着进行踝关节环绕动作，以30次/分的速度持续5~10分钟。

提踵运动（踮脚运动）：通过反复抬起脚跟，增强小腿肌肉的力量，促进静脉血液回流。具体方法：站立或坐位，双腿略微分开，双脚平放在地面上，以脚尖为支点，慢慢抬起脚跟，然后缓慢放下，重复10~15次。

游泳：是一种全身性运动，对促进血液循环和增强心肺功能有显著效果。水的浮力可以降低腿部的压力，使游泳成为一种适合任何年龄段人群的低冲击运动。

健康加油站

预防下肢静脉血栓的重要方法之一就是保持健康的生活方式，避免长时间的静止状态。久坐超过4小时的人更应该警惕下肢静脉血栓。上述运动方式不仅有助于预防血栓，还能促进整体健康。无论选择哪种运动，都应根据自身情况和医生建议，合理安排运动时间和强度。同时，保持健康的饮食和适当的水分摄入，也是预防血栓的重要措施。

第三节 运动与心脏健康

一、药物治疗是心脏病患者康复的唯一方法吗

药物治疗是我们熟知的心脏病治疗方法。随着医学知识的不断普及，大家对治疗心脏病的药物乃至急性期的手术方法都越来越熟悉。然而，心脏病是慢性疾病，在疾病急性期治疗之后将迎来漫长的康复阶段，心脏病康复将直接影响疾病的预后及患者的生活质量。众多证据表明，在心脏病的康复期仅仅依靠药物治疗并不够，还需要适量运动、心理调适、营养干预、危险因素控制等多维度康复方法。

听专家说

心脏病患者康复应采用综合性管理的医疗模式，并非单纯的药物治疗，而是包括药物治疗在内的多维度综合医疗保健方案，以达到预防疾病再发和康复的目的。药物治疗是心脏病康复治疗的基础，根据疾病的指南、共识进行规范用药是心脏病康复的重要组成部分。然而药物治疗并不是心脏病康复的唯一治疗方法，在康复期还要进行以下管理。

合理膳食：评估饮食习惯和营养结构，包括每日能量摄入，饮食中饱和脂肪酸、盐及其他营养成分的比例，进行科学调整。

戒烟限酒：彻底戒烟，并远离烟草环境，避免二手烟的危害；严格控制酒精摄入。

控制体重：对于超重和肥胖者，建议在6~12个月内减轻体重5%~10%，使体重指数（BMI）维持在

$18.5\sim23.9kg/m^2$；男性腰围≤90cm、女性腰围≤85cm。鼓励患者通过增加体力活动、减少热量摄入来维持或减轻体重，不推荐使用药物控制体重。

科学运动：根据患者的身体评估及危险分级，给予合理的运动处方进行科学运动。

心理健康：心理问题可引起心脏病，而心脏病患者又可能会产生抑郁、焦虑等心理问题，两者相互影响，因此要进行心理健康的评估和干预。

健康加油站

心脏病患者康复期除了规范口服药物治疗，还要接受综合心脏康复管理计划，包括戒烟、合理饮食、科学运动、心理调适等多种干预措施，从而改善心脏病预后。

二、为什么说心脏康复在心脏病慢性期治疗中具有重要意义

心脏病患者治疗的最终目标是能够尽可能地恢复到正常或者接近正常的生活质量水平，能够正常工作和生活。达到这样的目标不仅需要在慢性期维持心血管系统的健康，同时还要控制心脏病的危险因素、去除生活方式中的不利因素、科学地恢复体能、调整好心理状态，且这些综合干预措施是心脏康复的核心内容。

听专家说

心脏病患者不仅承受着心脏病所带来的躯体不适，同时还会受到由心脏病引起的抑郁/焦虑等不良情绪、因不敢活动而出现的体力下降等多种困扰。心脏病患者还需要对心血管疾病的诱发因素进行控制以预防疾病再发。

心脏康复是包含了预防、治疗、康复多重内容的综合管理模式，运用药物及非药物（运动、音乐、饮食控制等）治疗等多种干预方法对患者进行综合治疗，使患者不仅达到心血管的健康状态，同时拥有健康的心理状态、充沛的体能，能够回归工作、回归社会，拥有较高的生活质量。

心脏康复的主要内容简单来说就是以五大处方为核心的综合干预。

药物处方：是遵循各种指南进行心血管疾病各阶段的规范用药及监测。

运动处方：是在整体评估患者的心肺功能及运动风险的基础上，进行个体化运动方案的制订，需要确定运动的类型、频率、强度、时间，对中高危患者还需要进行运动中的医学监测，在循序渐进的锻炼中逐步提高患者的心肺耐力，同时能够稳定冠状动脉斑块，控制血压、血糖、血脂等危险因素，对心血管疾病也有很好的预防作用。

心理处方：评估患者的心理状态，对存在心理问题的患者进行药物及非药物治疗，非药物治疗包括运动、音乐等多种治疗方法。

营养处方：评估患者的饮食习惯和营养素摄入是否均衡，指导纠正不健康饮食习惯，提供均衡膳食方案。

危险因素控制处方：以戒烟为代表，进行心血管疾病危险因素的筛查及控制，最终达到预防心脏病再发的目的。因此，在心脏病的慢性期要进行综合的干预和管理。

健康加油站

心脏康复是心脏病慢性期的多维度综合治疗方案，以医学整体评估为基础，对患者的非健康生活方式进行调整，规范药物管理，评估并干预其心理状态，进行健康教育等，以达到提高患者的生活质量，使其尽早回归社会生活的最终目标。

三、心脏病了，该“静”还是“动”

随着生活水平的提高、交通条件的改善，人们的饮食逐渐变得丰富，运动量逐渐减少，很多人患了高血压、糖尿病、冠心病，有的出现心肌梗死做了冠脉支架植入、冠状动脉搭桥术或心脏瓣膜置换术等。提到心脏病的治疗，大家都知道药物治疗和手术治疗，而对于运动康复大家很陌生，甚至不敢活动，终日坐卧静养。其实运动同样对心脏有非常多的益处。运动可以增强心肌收缩和舒张能力，提高心脏的泵血能力，改善心脏和血管的顺应性，稳定动脉斑块，降低血脂，增强身体的抗病能力和自我痊愈能力。

听专家说

心脏病患者通过科学运动获益良多，合理运动是心脏病康复治疗中非常重要的方法之一，这一点已经得到了广泛的科学研究领域和医学界的认可。

1. 为什么运动可显著增强心肺功能

（1）运动可以增强心肺储备功

能，增强身体的抗病能力和自我痊愈能力，增强心肌收缩和舒张能力，提高心脏的泵血能力，改善心脏和血管的顺应性。

（2）运动可以稳定动脉斑块，甚至使斑块变小或者消失，这种作用不亚于他汀类药物；同时运动还可以促进冠状动脉血管侧支循环建立，实现血管的自我搭桥，对难治性心肌缺血的治疗尤为有效。

2. 运动可以促进血液循环，改善情绪，调节血压和心率

运动可以减少血小板聚集，加快血液循环，促进新陈代谢，降低心肌梗死和脑卒中的风险；运动可以刺激大脑产生内啡肽来改善睡眠，缓解焦虑情绪；运动还可以调节血压和心率，长期规律运动会让过高的血压和心率下降。

3. 运动可促进新陈代谢，改善机体代谢异常

运动可以降低胆固醇及甘油三酯水平，升高对我们有益的高密度脂蛋白胆固醇水平；运动可以增加胰岛素敏感性，是合并糖尿病的心脏病患者的有效降血糖手段；运动还可以控制体重，减少脂肪堆积，减少心脏病危险因素。因此，科学运动不仅对心脏病患者的身体健康有着显著的益处，同时也是提升精神状态和生活质量的重要途径。

健康加油站

心脏病患者运动康复的注意事项如下。

（1）请专科医生做康复前评估，并制订适宜的运动处方。

（2）要根据自身的实际情况选择适合自己的运动方式、运动强度、运动时间，以确保运动的安全性和有效性。

（3）循序渐进，持之以恒。

四、心脏病患者运动前需要做哪些评估

运动疗法是心脏康复的基石，对于心脏病患者的益处已得到广泛的认可。但是心脏病患者的运动并不是简单地由患者自行按意愿及个人体力进行选择，不合理的运动也会给心脏病患者带来一定的风险，因此，心脏病患者在运动康复前一定要请医生结合病史资料、体格检查、辅助检查、体适能等进行综合评估，在此基础上制订个体化的运动处方，这样的运动处方才是安全有效的。

听专家说

在制订运动处方前要对患者进行综合评估，包括生物学病史、生活习惯、危险因素、心血管功能和运动风险、精神心理状态、营养状态、生活质量以及全身状态和疾病认知等，通过评估了解患者的整体状态、运动危险分层以及影响疾病康复的各种因素，从而为患者制订最佳的治疗策略。医生往往通过问诊、查体、辅助检查、量表来了解患者的生物学病史、生活质量、心理状态等。心肺适能、肌肉适能、柔韧性适能和平衡适能是运动康复前的重要评估项目。

心肺适能评估：心肺运动试验或者心电图运动试验等评估方法可以评估患者的心肺适能，了解患者的心血管系统、呼吸系统功能储备以及有氧运动能力，这是制订个体化有氧运动处方的基础。

肌肉适能评估：一般包括肌力与肌肉耐力评估，在进行抗阻训练前应评估肌肉适能，以便制订个体化的抗阻训练方案。

柔韧性适能评估：关节活动度正常是运动功能正常的前提，老年人的骨关节疾患和神经系统疾病会影响关节活动度，表现为柔韧性降低。柔韧性降低可影响日常活动能力，并可限

制正常身体运动，对这类患者要进行柔韧性适能评估，进而给予个体化的预防或治疗性的柔韧性训练。

平衡适能评估：平衡能力是人体维持原姿势并保持稳定状态的能力，缺乏运动者或老年人运动系统功能退化，平衡适能也会相应减退。对患者进行平衡适能评估，并根据结果予以平衡能力训练，也是运动康复前评估的重要部分。

在综合评估的基础上对患者进行运动危险分层，进一步确定不同危险分层患者的运动类型、运动强度、运动时间、运动频率以及运动时需要选择的医学监测程度。

健康
加油站

完整、细致的评估是制订科学运动处方的基础。心脏病患者运动前必须进行包含体适能、心血管功能和运动风险、危险因素、生物学病史、精神状态、营养状态等的综合专业评估，并在评估基础上进行危险分层，才能制订安全有效的运动康复方案。

五、心脏病患者对运动强度有什么要求

心脏病患者的运动存在一定风险，遵循科学的运动处方是患者康复安全有效的保障，因此，制订合适的运动处方并且科学地实施，是运动康复的关键。科学的运动处方会根据患者的总体评估选择合适的运动类型、运动强度、运动频率、运动时间、运动总量等指标。

听专家说

适宜的运动强度是确保运动治疗安全性和有效性的关键因素。在运动康复处方中一般包含有氧运动、抗阻运动、柔韧性训练、平衡能力训练，这些运动的强度各不相同，均需根据患者的评估结果确定。

有氧运动强度：应该根据患者的危险分层结果来选择，一般情况下有氧运动强度可设定为最大运动能力的40%~75%。高、中危（危险分层）患者初始强度应选择40%~50%，低危患者初始强度可选择60%，随着体能及病情改善，逐步增加运动强度。临床常用的确定有氧运动强度的方法包括无氧阈法、心率储备法或者峰值摄氧量法、目标心率法、主观疲劳感评分等，强烈推荐联合应用上述方法综合判断运动强度。

抗阻运动强度：上肢的初始推荐强度为一次最大负荷量的30%~40%，下肢的初始推荐强度为一次最大负荷量的50%~60%，或者重复10~15次负荷重量，Borg量表评分11~13分，每组肌群训练8~12次。当患者能够轻松完成12~15次动作，可上调5%的负荷重量。

柔韧性训练强度：应以缓慢、可控制的方式进行。每次训练8~10个主要肌群，每一部位的拉伸时间为6~15秒，逐渐增加到30秒。强度为有牵拉感觉，同时不感觉疼痛。

平衡能力训练强度：遵循由易到难、循序渐进的原则。在心脏病患者运动过程中要对运动强度进行严密监测，谨防运动强度过大引起不良事件。

健康加油站

心脏病患者的运动强度根据其运动危险分层确定，是运动康复中最为核心的指标，与运动安全性息息相关。在运动过程中也需要密切监测，科学实施运动康复。

六、日常运动该如何把握运动量

众所周知，运动是良药，大多数人每天都有运动习惯，例如晨跑、健身房运动、公园散步等，但也有人总是待在家里不敢去运动，总担心自己运动过量导致心脏病加重。其实不用担心，我们完全可以通过靶心率、运动时谈话的速度、主观用力等级等方式来制订和把握适合我们的运动强度。

听专家说

1. 靶心率评估法

（1）靶心率是有氧运动时最安全且最有效的监测方法，也是我们健身运动时最需要保持和参考的心率。运动时我们可以通过脉率计算或者直接佩戴心率表来把控。靶心率的确定，首选无氧阈法，也可以通过这个公式计算获得：(220-年龄)×(0.6~0.8)。如果靶心率为100~120次/分，是指当我们运动时脉率应保持在100~120次/分。

（2）如果我们在运动过程中实际心率超过靶心率，要适当放慢运动速度或减小动作幅度，使实际心率逐渐降低到靶心率水平；当运动过程中的实际心率低于靶心率时，则可以适当加快运动速度或加大动作幅度，让实际心率升高到靶心率水平。

2. 谈话评估法

合适的运动量为我们在运动的同时可以保持正常谈话，但达不到正常流畅唱歌，这种程度的运动量通常是合适的。

3. 主观用力等级评估法

主观用力等级（rating of perceived exertion，RPE）从低到高分为6~20级，自测用力程度一般选择在13~14级，也就是运动时感觉稍稍用力和用力，但不应该感到很用力。

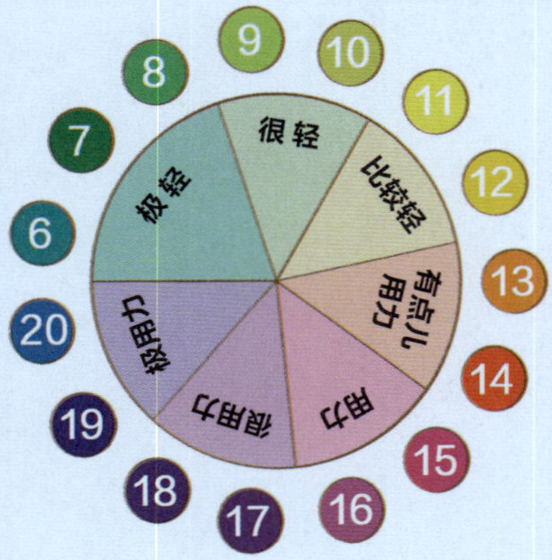

主观用力等级

健康
加油站

如何调整运动量

当我们在运动的过程中运动量过大不能耐受时，应适当放慢运动速度或减小动作幅度，不要立即停止运动，以免运动时聚集在四肢的血液无法及时回流导致重要脏器发生缺血事件。

当运动量过小达不到运动目的时，要逐渐加快运动速度或加大动作幅度来提高运动量，切忌急于求成。

七、运动会导致支架移位或血管斑块脱落吗

冠脉支架植入是一种机械性的介入治疗手段，将金属支架永久性地放置于冠状动脉病变处，经球囊扩张释放或自膨胀方式支撑住血管壁，来保持冠状动脉管腔的开放。血管斑块则是指动脉中脂质代谢产物逐渐沉积在动脉壁上所形成的纤维脂质块，斑块突出血管管腔部分的表面都有比较坚固的纤维帽，所以，一般运动不会轻易导致斑块脱落，也不会让心脏支架产生移位。

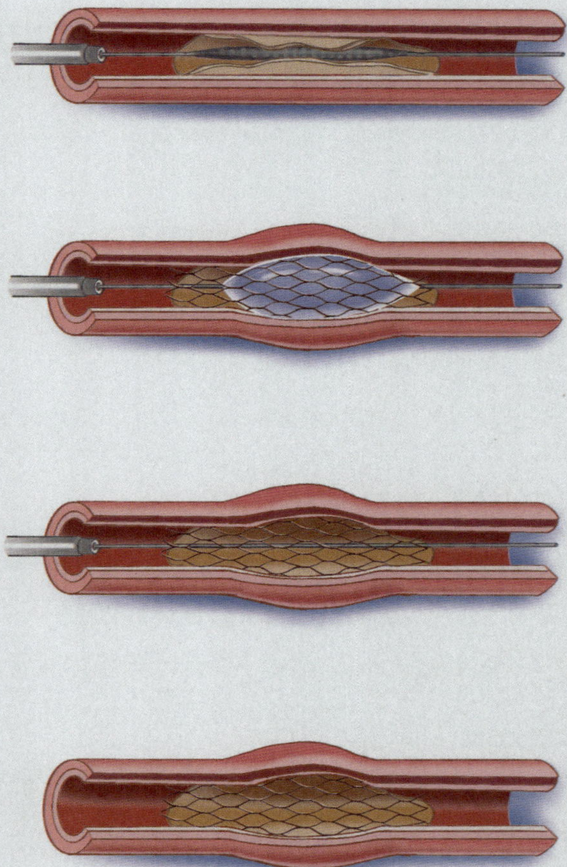

冠脉支架和血管斑块示意图

听 专家说

1. 冠脉支架如何放置

冠脉支架是通过导管介入的方式植入冠状动脉病变处，然后经球囊扩张释放或自膨胀方式支撑住血管壁，改善管腔狭窄导致的心肌供血障碍。

2. 支架植入后机体内修复过程

裸露的支架支撑在血管内壁后，血管内膜会不断生长爬行，最后会将支架完全包裹在血管壁内，并将支架和血管壁紧密融合在一起，即使有血流的冲击也不会影响支架的稳定性。

3. 什么是动脉粥样硬化

动脉粥样硬化，是一种由脂类物质（如胆固醇）沉积于动脉血管壁导致的病变，多与高血压、高脂血症、糖尿病等疾病有关，可导致血管壁变硬、血管失去弹性、管腔狭窄。

选择合适的运动方式很重要，既要求达到锻炼的目的，又不会引起心肌缺血等不良反应，而且运动量应该是循序渐进的，不能一开始就进行大量剧烈运动。

健康 加油站

综合治疗方能更好获益

我们在选择运动方式的时候可以选择快走、慢跑、游泳、太极拳、骑自行车等比较舒缓的非竞技项目。同时还要注意规范的药物治疗，例如规律服用抗血小板药，如阿司匹林、氯吡格雷以及他汀类药物，来降低低密度脂蛋白胆固醇水平，让斑块变得更加稳定，降低动脉硬化程度，防止发生支架内再狭窄的情况。

八、经常运动会导致心脏肥大吗

中低强度的有氧运动并不会造成心脏肥大，反而会对心脏产生一些积极作用，例如提升心肺耐力，增强机体免疫功能与自我修复能力，降低血脂、血糖水平，增加血管弹性，促进血液循环，同时还能改善睡眠质量、缓解焦虑情绪等。

听专家说

1. 适量运动对心脏的影响

运动时随着身体耗氧量增加，心肺及骨骼肌对血液供应的需求量也增加，因此心脏需要加快跳动、增强心肌收缩力、增加心输出量来满足身体的需求。

长期坚持中低强度有氧运动，如快走、慢跑、游泳、骑车等，会对心脏产生一些积极的作用。

2. 过度运动对心脏的影响

长时间、高强度运动会使心脏体积增大、心腔扩大来增强泵血功能，满足身体需要。例如运动员，他们因为职业需要长时间进行高强度运动，导致心脏增大。这种心脏增大在医学上称为“运动心脏”，它是一种生理性代偿性增大，是可以恢复的，随着运动量降低它会逐渐恢复到正常状态。所以，不要过度担心，我们只要选择了正确的运动方式和运动强度，就不会出现心脏肥大。

健康加油站

运动中低血糖如何应对

（1）立即休息，降低运动中发生意外的概率，及时口服糖水或者含糖果汁等来补充体内所需的糖分。

（2）如果低血糖比较严重，可在医生指导下使用葡萄糖注射液尽快补充体内所需糖分，改善低血糖症状。

（3）及时就医，明确是否存在其他基础性疾病。

九、急性心肌梗死后多长时间可以开始康复运动

急性心肌梗死患者进行运动康复训练，对于心肌梗死后心脏功能的恢复具有重要意义，可以更好地促进机体恢复，提高患者的生活质量，使其早日回归社会，还可以预防再次梗死并降低猝死率。心肌梗死的运动康复训练分为三个阶段，最早可以从发病第 2~7 天开始，在医师指导下、在监护状态中进行适当的活动。

听专家说

心肌梗死患者运动康复训练的三个阶段

急性期：心肌梗死后的 24 小时内属于急性期，这个阶段需要患者绝对卧床休息，不推荐进行任何剧烈活动。从发病第 2~7 天开始可以在医师指导下在监护状态中进行适当的康复运动，例如呼吸训练操、肢体伸展运动以及在床边走动或在室内步行，鼓励患者在活动耐力范围内自行活动。

恢复期：心肌梗死后的第 2~24 周属于恢复期，推荐到医院接受运动风险评估，通过心肺运动试验或者六分钟步行试验制订合理的运动处方，选择适合自己的运动类型和运动强度。

维持期：心肌梗死后 6 个月至整个生命期是维持期，可在家中自行运动，或者在社区、民间运动机构进行运动。可选择中低强度的有氧运动，例如快走、慢跑、游泳、骑自行车、太极拳等；每周再做 2 次或 3 次低强度肌肉力量训练，如举小哑铃、拉弹力带，来增强骨骼及肌肉的稳定性，促进肢体血液循环。

健康加油站

心肌梗死后运动康复训练的注意事项如下。

（1）无论做什么康复运动都要循序渐进，量力而行，不可心血来潮，急开突止。

（2）运动中最好保持最大心率不超过“静息心率 + 20~30 次 / 分”，如出现心慌、气短、心前区疼痛、憋闷等不适症状，必须停止运动并及时就医。

十、心力衰竭后还能运动吗

慢性心力衰竭患者普遍存在运动能力下降，而静态生活方式会给心力衰竭患者带来一系列不良影响。运动不仅能够提高心力衰竭患者的运动耐力、增强血管内皮功能、降低交感神经张力，而且还能提高骨骼肌肌力和耐力、提高心输出量等。国内外多个指南、共识均推荐运动康复训练成为慢性心力衰竭患者有效的二级预防措施，科学的运动锻炼应作为心脏康复的一部分应用于稳定性心力衰竭患者。

听专家说

（1）对心力衰竭患者进行评估是开展运动康复训练的前提，需要了解患者的整体状态、危险分层以及影响疗效和预后的各种因素，为患者制订适宜的运动治疗策略。

（2）慢性心力衰竭急性发作患者如果生命体征平稳，则可在医生的指导和医学监测下开始早期活动。建议进行低强度抗阻运动、关节松动训练、呼吸肌训练（缩唇呼气、腹式呼吸），目标是早日离床、减少卧床带来的不良影响及并发症。

（3）对于美国纽约心脏病协会（NYHA）心功能Ⅰ～Ⅲ级且病情稳定的慢性心力衰竭患者，在没有运动禁忌证的情况下建议积极开展运动康复训练。运动康复训练以能够增强心肺功能的有氧运动为主，辅助抗阻运动、柔韧性训练、平衡能力训练及呼吸肌训练，柔韧性训练可以作为热身和整理运动。有氧运动可以选择步行、跑台、功率车等，也可以结合自身的条件，选择太极拳、八段锦、舞蹈、体操等。有氧运动强度与运动安全性息息相关，可参照运动试验测得的峰值心率、心率储备、峰值摄氧量、无氧阈、主观用力等级等指标确定运动强度，并在运动过程中严密监测运动强度以保证运动的安全性。

（4）运动步骤包括三步：第一步为准备活动，即热身运动，多采用低强度有氧运动，持续5~10分钟；第二步为训练阶段，包含有氧训练、抗阻训练、柔韧性训练等；第三步为放松运动，持续5~10分钟。

（5）定期评估心力衰竭患者的运动效果，在此基础上进行运动康复指标调整。对于大多数慢性心力衰竭患者，在3~4周内可循序渐进，逐步增加运动强度、时间、频率。

健康 加油站

心力衰竭患者进行科学的运动康复训练可显著提高其运动耐力及生活质量，改善抑郁情绪，显著降低再住院风险，改善临床预后。运动康复训练对慢性心力衰竭患者的心功能和左心室重塑具有保护作用。心力衰竭患者应在医生的评估和指导下进行运动康复训练。

十一、植入心脏起搏器后日常运动需要注意什么

心脏起搏器是一种植入体内的电子治疗仪器，它可以发放电脉冲，通过导线电极的传导，刺激电极所接触的心肌，使心脏激动和收缩，从而达到治疗心律失常所致的心脏功能障碍的目的。在安装心脏起搏器之后，除了规律的药物治疗，也要进行适当的运动来改善心脏的泵血功能，例如跑步、慢走、骑单车等舒缓的运动，并做到循序渐进。

听专家说

心脏起搏器植入术后康复要点

选择安全有效的运动方式、运动频率和运动时间：心脏起搏器植入术后应卧床 1 天，24~48 小时后可以在心电监测及医护人员的指导下做手术侧上肢的轻微活动，1 天后可下床散步，但避免大幅度活动上肢，尤其避免高举术侧上肢，活动幅度以肘关节不超过肩关节为度。出院后半个月至 1 个月即可恢复日常工作与家务活动，可以进行散步、快走、骑车等舒缓运动，运动频率以每周 3~5 次、每次持续 30 分钟左右为宜。一定要注意循序渐进，可从每次 10 分钟开始，根据自身耐受能力逐渐延长锻炼时间至每日 30 分钟。

心脏起搏器植入术后注意事项与防护要点：植入心脏起搏器之后注意远离磁场，尽量避免靠近高压线、雷达、发电站等场所，以减少对心脏起搏器的干扰；避免进行碰撞运动，以防电极移位和囊袋出血。做好定期随访，心脏起搏器植入 1 年内，每 3 个月到医院进行随访与程控，之后每 0.5~1 年随访 1 次，接近心脏起搏器使用年限时要缩短随访间期，以便及时更换电池，保证心脏起搏器正常工作。

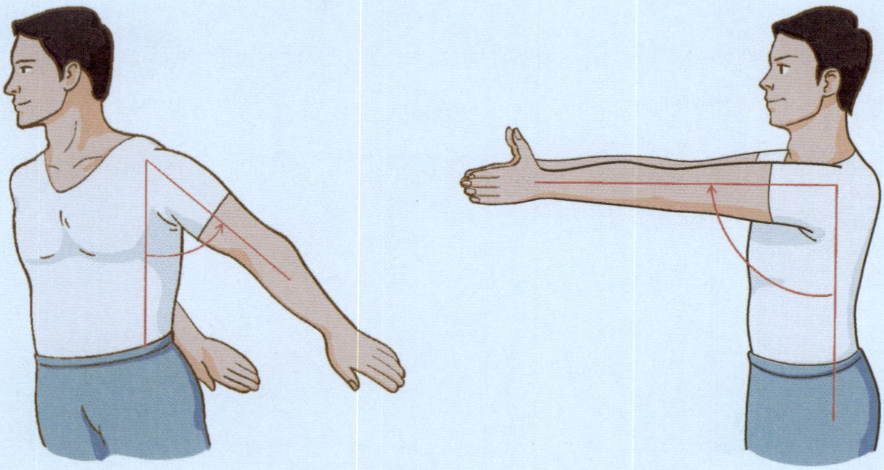

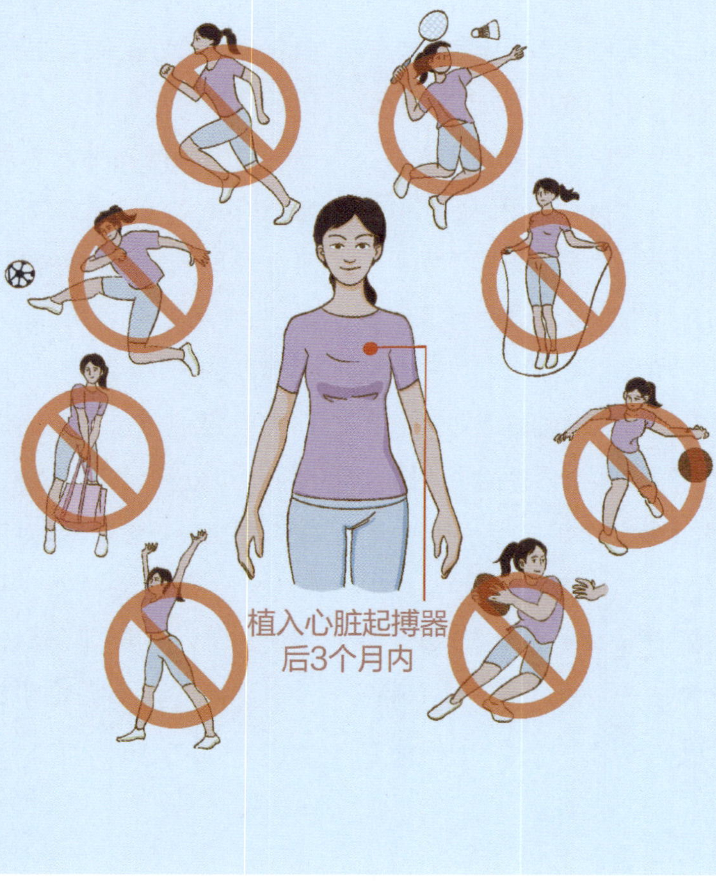
植入心脏起搏器
后3个月内

健康
加油站

植入心脏起搏器后，能不能做核磁共振检查

能不能做核磁共振检查与心脏起搏器的材质有关，普通心脏起搏器不能进行核磁共振检查，因为检查时强大的磁场容易干扰心脏起搏器的正常工作和性能。如果使用抗核磁功能的心脏起搏器，则可以进行核磁共振检查。

十二、房颤患者适合做什么运动

由于担心运动会引起房颤的复发或恶化，很多房颤患者不敢运动，不知道如何运动，因而存在心肺适能差、生活质量降低等普遍现象。研究显示，心肺适能与房颤风险呈负相关，心肺适能越高，房颤复发率越低。很多研究也证实了房颤患者进行低中强度运动的安全性，并且低中强度运动可以提升患者的摄氧量、生活质量，降低心血管相关病死率。因此，科学运动是房颤患者康复环节中的主要内容。

听专家说

（1）目前低中强度运动对房颤的预防和治疗作用得到肯定，但是高强度运动是否会增加房颤风险尚存在争议。所以，鼓励房颤高危人群、非永久性或永久性房颤患者进行低中强度运动康复。

（2）房颤患者在运动康复前需进行细致评估，确认无运动康复禁忌证。运动前还要进行多方面评估，包括有氧运动能力、抗阻运动能力、平衡性和柔韧性等评估，其中以有氧运动能力评估最为重要。无禁忌证且有条件者可进行心肺运动试验，也可进行六分钟步行试验。

（3）房颤患者主要进行有氧运动来增强心肺功能。有氧运动强度以中等强度为宜，但也需要结合房颤患者的具体情况和评估结果，个性化调整运动强度。运动锻炼中，可根据血压、症状、主观疲劳程度调整运动强度。建议每天进行有氧运动，至少每周3次。每次有氧运动最少持续10分钟，逐渐增加至30~60分钟。可先以短时间、多组数的间歇性有氧运动开始，逐渐过渡到长时间、持续性的有氧运动。另外，推荐进行以调息为核心的有氧运动，如八段锦、瑜伽、站桩、正念行走等，尤其对于静息心室率较快的患者更加适合。

健康 加油站

适度的运动训练可以使房颤患者获益，不仅可以提高房颤患者的运动能力和心率变异性，而且有助于增强患者的体能，积极管理心脏危险因素，从而干预心房重构，预防房颤复发。房颤的运动康复应该在评估的基础上积极开展。

第四节 运动与肺健康

一、老年人如何把痰轻松咳出来

随着年龄增长，肺功能会逐渐下降，我们也容易患上各种慢性呼吸系统疾病。咳痰是慢性呼吸系统疾病的一大症状，痰液作为气道炎症的分泌物，需要排出体外。然而对于老年人来说，咳痰不仅是“体力活儿”，还是“技术活儿”。老年人想要轻松排痰，需要具备三个关键要素：肺活量尽量大、腹肌尽量有力、掌握排痰方法。

听专家说

人体气道有一套自净机制，当气道内有痰液时，可以帮助我们“打扫气道”，将分泌物顺畅地排出体外。然而随着年龄增长，这套自净机制的功能和效率会逐渐减退。如果肺内分泌物长期潴留，会导致气道阻塞加重、肺部感染风险升高、呼吸困难加剧等；阻塞在大气道的痰液甚至会威胁生命。老年人需要具备排痰的意识，并掌握排痰的方法，主动进行气道清洁管理。

1. 大气道排痰

对于绝大部分人来说，咳嗽是排痰的唯一方法，当痰液被转运到大气道后，我们就可以用“咳嗽”的方法把痰液排出来。然而，并不是所有的咳嗽都能够有效地清除痰液，咳嗽也分为“有效咳嗽”和“无效咳嗽”。有效咳嗽需要具备下面两个要素。

足够的吸气量：是产生推动痰液向外排出的力量的基础，这要求我们的吸气肌要足够有力。老年人吸气肌力量大多是减退的，所以平时建议进行吸气肌力量锻炼。

足够的呼气速度：是推动痰液向

外排出的直接力量，这要求我们的呼气肌——腹肌要足够有力。所以，锻炼腹肌不光关系到外形，还关系到排痰是否容易。

2. 小气道排痰

当痰液还在远端小气道的时候，靠“咳嗽”是咳不出来的。远端小气道痰液的排出，除了与纤毛状态有关外，还和以下因素有关。

体位：相比于平躺，坐位或站位更有利于排痰。

痰液浓稠度：稀薄的痰液更容易被排出，所以需要注意足量饮水，必要时进行雾化。

身体活动状态：身体运动起来比不动状态更有利于排痰。

呼吸运动：呼吸的深度、气体进出的流速、吸气呼气时间的比例，会影响小气道痰液的排出。老年人可以学习“主动循环呼吸技术”，通过主动调整呼吸运动，将小气道的痰液排出体外。

健康加油站

扫码可看“有效咳嗽”及“主动循环呼吸技术”动作示范。

有效咳嗽

主动循环呼吸技术

二、如何呼吸更省力、高效

一呼一吸，是人从出生直至死亡每时每刻都在进行的动作。当吸气肌主动收缩时，胸腔会扩大，胸腔内压力随之降低，空气在大气压的作用下被“压”入肺内，机体得以获得氧气与生命所需的能量。吸气肌收缩本身也是需要消耗能量的，而人类进化的结果，是希望消耗更少的能量得到更多氧气，相比于胸式呼吸，腹式呼吸能更高效地达到上述效果。

听专家说

吸气肌收缩是气体进入肺内的动力，吸气肌又分为膈肌和辅助吸气肌。

两种吸气肌工作效率不同： 膈肌每下移 1 厘米，可以贡献通气量约 350 毫升，膈肌的工作效率更高。

两种吸气肌在不同生理状态下发挥作用： 在理想状态下，当处于平静状态（比如坐着）时，膈肌工作应该占到 80% 左右，此时膈肌应起主要作用；只有当我们需要更多的氧气，比如运动、发热、情绪激动时，辅助吸气肌才参与吸气。

1. 胸式呼吸

胸式呼吸是辅助吸气肌过度参与吸气过程的吸气模式。现代人久坐的较多，而久坐的姿势不利于膈肌下移，所以久坐的人更倾向于使用辅助吸气肌进行吸气。

胸式呼吸的特点： 吸气时出现明显的耸肩，腹部凹陷。

胸式呼吸的不良影响： 长期胸式呼吸可能带来一些不适，如疲乏、困倦、呼吸困难，颈肩酸痛、上肢发麻，躯干不稳、腰痛等。

2. 腹式呼吸

腹式呼吸是以膈肌为主要吸气肌的吸气模式。

腹式呼吸的特点： 吸气时腹部隆起，上胸部活动较少。

腹式呼吸训练的注意事项： 我们平时可以进行呼吸模式的训练，养成吸气时优先启动和使用膈肌的习惯。进行腹式呼吸时，需要注意以下几点。①注意力应集中在呼吸上；②吸气尽量深慢，避免浅快；③吸气阶段结束时可以屏住气 3 秒；④呼气时应尽量吐尽气，再进行下一次吸气。

健康
加油站

虽然腹式呼吸比胸式呼吸更高效，但我们也不必时刻追求完全是腹式呼吸。在需要辅助吸气肌参与的时候，出现耸肩、胸廓上抬等，也是被允许的。

扫码可观看腹式呼吸跟练视频，帮助掌握正确方法。

腹式呼吸

三、哪些运动可以增强呼吸功能

肺是人体呼吸功能的主导器官，主要作用是“吐故纳新”，排出二氧化碳，提供滋养身体的氧气。呼吸功能分为外呼吸和内呼吸，分别实现肺内与组织内的气体交换。随着年龄增长或一些慢性疾病的发生，呼吸功能会逐渐减退。我们可以通过进行达到有效量的运动——有氧运动、呼吸肌训练、抗阻力量训练等，来帮助对抗这种下降趋势，并尽可能维持呼吸功能。

听专家说

外呼吸发生在气管支气管树 - 肺泡，分为通气过程和换气过程。通气过程中，经过气管支气管树这个通道，氧气由外界抵达肺泡，二氧化碳由肺泡排出体外；换气过程中，气体需要穿过一堵“墙壁”——呼吸膜，实现在肺泡 - 血液之间的交换。

内呼吸发生在身体各外周组织，在这里，代谢废物二氧化碳被血液或组织液带走，氧气被真正得以利用，燃烧产生能量。

1. 增强外呼吸功能的运动

有氧运动：是指全身性、大肌群规律性运动，比如快走、慢跑、骑车、游泳、球类运动等。多个大肌群进行规律性运动时，身体需要更多的氧气，此时需要有更大的通气量、更有效率的气体交换作支持，从而可以刺激外呼吸功能得到锻炼和提升。

吸气肌训练：可以不用器械或使用小器械进行膈肌力量训练。吸气肌力量提升后，人体可以在消耗更少能量的情况下获得更多氧气。

呼气肌训练：可以不用器械或使用小器械进行腹肌力量训练。呼气肌力量提升，有助于更彻底地排尽废气，有利于更多新鲜气体进入人体。

2. 增强内呼吸功能的运动

外呼吸功能增强可以更轻松地把更多的氧气搬运入体内，但要真正提高人体的健康程度，让组织能得到更多氧气的滋养，需要增强内呼吸功能。

肌肉是消耗氧气的主要器官，在年龄增长或合并慢性疾病的生命历程中，肌肉会渐进性衰退，如肌肉量减少、脂肪沉积、力量降低、利用氧气的能力减退等。我们可以通过抗阻训练提高肌肉功能，提升内呼吸功能。

健康 加油站

关于有效运动量的提醒

并不是只要进行以上运动，就可以增强呼吸功能。除了运动形式，有效运动还需要具备下面几个要素：运动强度、持续时间、运动频率、运动进阶等。

扫码可观看吸气肌、呼气肌、股四头肌力量训练跟练视频。

吸气肌训练　　呼气肌训练　　股四头肌训练

四、肺部手术后做哪些运动有助于康复

与术前相比，肺部手术后患者身体功能会有一个明显下降的阶段。麻醉会导致吸气量减少、呼吸浅快、肺扩张不足、痰液潴留，肺不张及肺部感染的风险增加；大部分患者术后会感到疼痛和虚弱，加之传统“术后宜养病”的观念，导致术后活动量不足乃至长期卧床，进一步使身体功能下降，妨碍恢复进程。术后患者应进行体位管理、早期下床活动、呼吸及气道清洁管理、体能管理等，帮助自己更快、更好地康复。

听专家说

从术后到出院这段时间，运动康复的首要目标是预防术后并发症。出院后，患者需要通过运动进行体能管理，保证自己具有一定的运动能力，减轻呼吸困难及疲乏，提高生活质量。若为肿瘤患者，一部分患者术后尚需要进行放射治疗、化学治疗、靶向或免疫治疗等其他抗肿瘤治疗，体能管理在这类人群中尤其重要。

1. 预防并发症

术后并发症大多发生在术后 1~3 天，可以通过以下方法来预防。

体位管理：完全平卧位不利于呼吸，需要床头抬高 45°，或者肺处于直立位（坐位、站位）。

早期步行：一般术后次日需要离床步行。步行速度、每次步行持续时间、每日步行次数依据个人基础体能而定，避免疲乏。住院期间可逐渐提高步行量。

保证足够的通气量：术后疼痛导致的通气量下降是并发症发生的一大原因。在疼痛能耐受的情况下，需要主动进行深呼吸、腹式呼吸等，也可以使用激励式肺量计，这样能直观地看到自己每次的吸气量。

主动进行气道清洁管理：可以使用主动循环呼吸技术帮助自己引流小

气道痰液。当痰液到达大气道后，可以使用疼痛感更轻的方法，如伤口支撑法、连续咳嗽法进行咳嗽。

2. 提高并维持体能

肿瘤患者对运动常有认识误区，普遍不敢动。肿瘤治疗通常会造成患者体能明显下降，但肿瘤治疗又对患者的一般情况及体能有要求。虚弱的身体状态给患者带来呼吸困难、生活受限、生活质量下降等问题。目前提倡对肿瘤患者进行全生命周期运动管理，出院后，建议患者根据自己的体能情况进行规律有氧训练、抗阻训练等。

健康 加油站

术后早期步行虽然重要，但也需要在身体允许的情况下（无明显发热、恶心、疲乏，无下肢新发血栓，血压、心率、血氧饱和度允许步行）进行。

扫码可观看“深呼吸”“术后咳嗽——伤口支撑法”“术后咳嗽——连续咳嗽法”视频。

深呼吸

术后咳嗽——伤口支撑法

术后咳嗽——连续咳嗽法

五、低氧血症患者应如何运动

低氧血症是指血液中氧含量不足，动脉血氧分压低于同龄人的正常下限，主要表现为血氧分压与血氧饱和度下降。因为血液提供的氧气不足，运动时可能更容易出现呼吸困难，导致运动有一定难度。然而生命在于运动，不运动必然导致身体功能减退。对于低氧血症患者，可以根据患者在某一运动后血氧饱和度的耐受情况，制订适合患者的运动方案。

听专家说

低氧血症的原因有很多，如吸入气氧分压过低、肺泡通气不足、弥散功能障碍、肺泡通气血流比例失调、右向左分流等。对于低氧血症患者运动方案的制订，首先应考虑患者目前有无运动禁忌，比如急性下肢深静脉血栓、急性肺栓塞等，如果患者没有运动禁忌，视患者情况，可采取低负荷抗阻力量训练或低负荷抗阻力量训练联合耐力型训练。

1. 轻微运动后血氧饱和度很快下降至 85% 以下，或呼吸困难明显者

这部分患者大多难以耐受耐力型运动（涉及多个大肌群的耐力型运动消耗的氧气量与静息时相比会大幅度增加，给心肺系统带来明显的压力），推荐以单个大肌群的低负荷抗阻力量训练为主。

吸气肌训练：可以不用器械或使用小器械进行膈肌力量训练。吸气肌力量提升后，呼吸困难可能会减轻。

肌肉低负荷力量训练：可以进行肩背部、腰腹部、臀部、大腿肌群的力量训练，强度以主观用力等级（RPE）12 级左右、Borg 评分不超过 4 分为宜。这些肌群力量的提升将有助于减轻疲乏及呼吸困难，帮助患者维持独立的坐位平衡、坐－站转移、站立等功能。

2. 无上述情况的患者

如果患者不存在轻微运动后血氧饱和度很快下降至 85% 以下，或呼吸困难明显的情况，就可以进行耐力型运动（步行、骑车等）联合上述低负荷抗阻力量训练。运动时需注意以下情况。

肺动脉压：低氧血症患者易出现肺动脉压升高，运动前应确定肺动脉压力情况。

药物：应在规范使用相关药物的基础上进行运动。

呼吸支持：必要时在吸氧或无创通气支持下进行运动。保证运动时血氧饱和度 85% 以上、Borg 评分 4 分以下。

间歇训练：可以缩短每次训练持续时间、增加训练次数。

辅助工具：可使用辅助工具（如步行时的小推车）帮助自己更好地耐受训练。

其他：避免过度疲乏。

健康
加油站

主观用力等级（RPE）如下图。

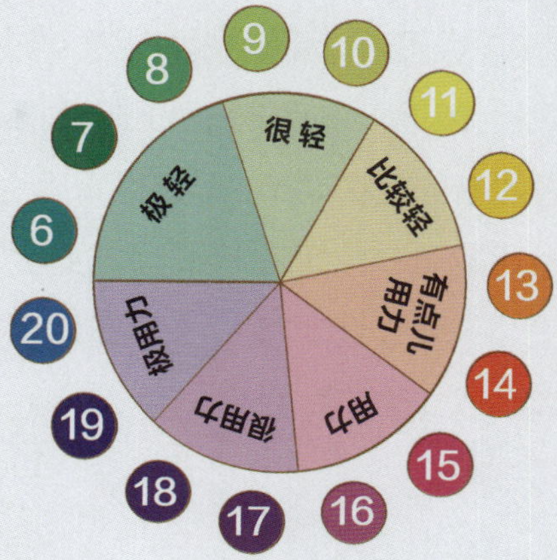

主观用力等级

Borg 评分如下图。

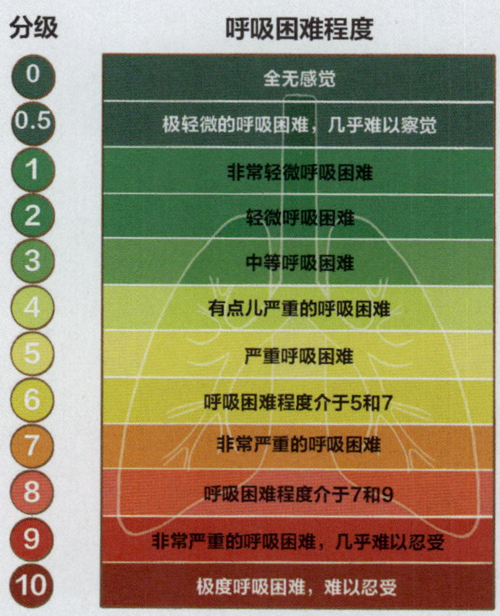

Borg 评分

六、肺动脉高压患者应如何运动

通过药物及其他治疗方法，肺动脉高压患者生存率有所提高，但患者仍可能遭受缺氧、呼吸困难、运动受限等困扰。过去曾有担心，运动会给肺动脉高压患者带来风险，但近年来的研究已证明，对于病情稳定的肺动脉高压患者，运动训练可改善患者的症状、功能状态，提高运动能力、生活质量，甚至有研究显示，运动康复后平均肺动脉压有所降低、右心室功能改善，并且运动未增加严重不良事件的发生风险。运动方案方面，可以选择适合患者个体的有氧训练、抗阻力量训练、吸气肌训练等。

听专家说

对于肺动脉高压患者，运动能力是影响其症状和预期寿命的关键因素之一，除药物治疗外，还应考虑运动康复治疗，进一步提高患者的运动能力和生活质量。因为运动可能引起肺动脉压升高、心律失常、右侧心力衰竭加重等，运动训练被推荐给低－中风险的患者，心功能Ⅳ级的患者（休息状态下也存在心力衰竭症状，不能从事任何体力活动）暂时不建议进行运动训练。

1. 肺动脉高压患者运动注意事项

（1）建议在运动训练前先进行心肺运动试验，并根据结果制订训练计划。

（2）推荐先在医院进行专业人员监督下的运动训练，然后适合的患者可以居家训练。

（3）居家训练也需要监测心率及血氧饱和度，远程医疗或可穿戴设备可以帮助患者更好、更安全地管理他们的锻炼计划。

（4）在训练前后需要评估患者的心功能分级、6分钟步行试验（6MWT）、峰值摄氧量（Peak VO_2）、二氧化碳通气当量（VE/VCO_2）、血清N末端B型钠尿肽前体（NT-proBNP）或B型钠尿肽（BNP）水平和超声心动图等。

2. 肺动脉高压患者运动推荐

运动训练过程中，需要时可补充氧气。

有氧训练： 可步行或骑车，训练强度设定为60%~80%峰值摄氧量或40%~60%最大心率，从低强度开始，在整个项目持续时间内逐步增加。监测心率，保持心率<120次/分，SaO_2>85%。每天20~30分钟，逐渐增加到60分钟，每周5天或更多。也建议进行间歇训练，反复交替进行短时间（<45~240秒）的高强度运动，然后进行相同或更长时间（60~360秒）低至中等强度有氧运动。

低负荷抗阻力量训练： 每组10~15次，每天1~3组，每周2~3天。

吸气肌训练： 30%~40%最大吸气压，每周5天。

健康加油站

肺动脉高压患者运动时应避免Valsalva（深吸气后屏气）动作，以避免回心血量进一步减少。

七、慢性阻塞性肺疾病患者做什么运动更有益

即使予以充分的药物治疗，慢性阻塞性肺疾病患者肺功能下降的趋势仍不可逆转。以运动为基石的呼吸康复治疗虽然对肺功能没有直接影响，但已被证明可以提高运动能力、减少呼吸困难和焦虑、增加自我效能感，提高生活质量。呼吸康复还可降低慢性阻塞性肺疾病急性加重频率。在提高运动能力方面，运动的效果超过了药物。慢性阻塞性肺疾病常用的运动训练包括耐力训练、抗阻力量训练、上肢训练、吸气肌训练，以及其他一些新兴的训练方法。

听专家说

慢性阻塞性肺疾病患者活动后常常会有气喘的表现，所以一部分患者倾向于减少活动甚至不活动，导致陷入失能的恶性循环。其实大部分慢性阻塞性肺疾病患者的呼吸困难并不仅仅是由疾病本身导致的，很大程度上也是因为不活动后的废用。慢性阻塞性肺疾病患者可选择的运动方式如下。

耐力训练：对于轻症患者，建议采取高强度运动训练。虽然更高强度的训练会带来更大程度的生理获益，但是对于肺源性心脏病、高龄（>85岁）、重症患者，应采用低强度训练或间歇训练，且需保持血氧饱和度>85%，必要时在支气管扩张药、低流量吸氧、无创通气支持下进行。并发肺动脉高压的患者，需要参考肺动脉高压运动注意事项。

抗阻力量训练：在提高肌肉质量和力量方面，力量训练比耐力训练更有效。约50%慢性阻塞性肺疾病患者存在骨密度降低的情况，力量训练有助于维持或增加骨密度。与耐力训练相比，力量训练引起的心肺反应更少，对于因受限于无法忍受的呼吸困难而不能进行耐力训练的重症患者，力量训练更为可行。力量训练也是疾病急性加重期间的更优选择。

上肢训练：慢性阻塞性肺疾病患者在日常生活中许多感到困难的活动都涉及上肢，包括穿衣、洗澡、购物和做家务，所以需要训练上肢。推荐进行无支撑上肢训练，包括上肢耐力和力量训练，重点针对的目标肌群是肱二头肌、肱三头肌、三角肌、背阔肌和胸肌。

吸气肌训练：对于吸气肌力量明显下降，且考虑患者症状与吸气肌力量下降相关者，可予以吸气肌力量训练。

缩唇呼气训练：建议在上楼梯、步行或做其他运动时配合缩唇呼气训练，可减少呼吸困难，提高运动耐力。

其他训练方式：如太极拳、水中运动、北欧式健步走、全身振动训练、胸廓活动度训练等，也适用于慢性阻塞性肺疾病患者。有跌倒风险的患者，应进行平衡训练。

健康
加油站

慢性阻塞性肺疾病患者的运动训练应成为一种生活方式，持之以恒才能维持效果。

扫码可观看缩唇呼气训练视频。

缩唇呼气

八、哮喘患者能运动吗

即使是病情较轻的哮喘患者，因为担心运动诱发哮喘症状，也倾向于避免体力活动。事实上，运动不仅能改善症状、调节情绪、管理肥胖相关哮喘患者的体重，作为一种治疗性干预，运动还可以调节呼吸系统免疫功能、改善气道重塑，对哮喘患者具有广泛的健康益处。虽然对于训练的强度、频率和持续时间并没有具体的建议，但目前儿童和成年人哮喘治疗指南都鼓励运动训练。

听专家说

由于运动可能会引发哮喘症状，一些哮喘患者开始避免体育锻炼。然而，矛盾的是这种回避恶化了他们的健康问题，使心肺失适应性、骨骼肌退化与健康水平下降之间形成恶性循环。运动对哮喘控制和提高身体适能有明显益处，同时哮喘患者运动时也有一些注意事项。

1. 哮喘患者运动推荐

美国运动医学学会推荐的运动

建议适用于症状控制良好的哮喘患者。推荐耐力训练，如步行、游泳、骑车、球类等，强度为 Borg 评分 2~4 分或 RPE 分级 12~14 级，频率为 3~5 次 / 周，持续时间因人而异，20~60 分钟均可。推荐肌肉力量训练，目标肌群包括肩背、胸部、腰腹、大腿、臀部等大肌群，每周 2 次或 3 次，每次 1~3 组，每组重复 8~12 次。阻力负荷方面，8~12 次重复后可引起疲劳感的负荷是合适的。运动量需要随着时间的推移而增加，以促进耐力和肌肉力量的进一步提高。

2. 哮喘患者运动注意事项

哮喘患者因为气道高反应性和高敏感性，应注意以下事项，以避免运动诱发或加重症状。

（1）应在规范、有效的药物治疗基础上，无明显症状时进行运动。

（2）避免空气寒冷干燥的环境。运动中呼吸越来越深、越来越快时，吸入大量的干燥冷空气会导致气道冷却和气道表面脱水。

（3）避免在变应原环境中运动。

（4）避免在污染物环境中运动。

（5）避免运动时间过长。

（6）避免在温度急剧波动的环境中运动。

（7）运动前 10~15 分钟的热身非常重要。

健康 加油站

哮喘患者运动前半小时可以吸入药物，降低气道痉挛发生风险。

第五节　运动与脑健康

一、运动对脑健康有哪些影响

脑健康是指在特定年龄保持最佳的大脑完整性以及精神和认知功能，并且没有明显的神经系统疾病。随着社会生活节奏的加快、人口老龄化的到来，脑功能障碍的发生正以加剧之势快速蔓延。运动有益于脑健康，可以有效预防脑相关疾病；积极的身体锻炼能有效改善年龄增长所致的脑功能和认知功能减退，对脑健康有着广泛、积极的影响。

听专家说

相关研究证明，长期规律的运动对脑健康产生积极、有益的作用，能够尽可能延缓脑功能的减退。

运动能减少老年期痴呆：经常性、有规律的体力活动会明显降低老年人患脑相关疾病的风险，有效预防老年人认知功能衰退和老年期痴呆等疾病的发生。关于舞蹈项目的研究发现，跳舞不仅能让人变得更聪明，还能起到预防认知障碍的作用。

运动可以提高大脑的抗疲劳能力：多运动对提高大脑抗疲劳能力确实有显著效果，经常进行体育锻炼的人，持续脑力工作的能力也更强；在相关脑疲劳测试中，专业运动员所表现的状态远远高于业余选手。围棋是静坐状态下的竞技运动，但围棋选手需要坚持体育锻炼，这是因为只有配合合理的运动训练，才能在比赛中持续进行高强度的脑力活动。

运动能让大脑思维更加敏捷：长期久坐不动的人，大脑的反应能力会明显下降，做事情反应很慢。研究发现，跑步等运动能够提高脑部活力，显著提高大脑处理信息和思考的能力。

运动有助于脑疲劳的恢复：长期脑力劳动之后，人会感觉疲劳、精神差，有时单靠睡眠休息很难快速缓解脑疲劳。这时进行户外活动，在空旷环境中进行一定的体育锻炼，可刺激大脑产生多巴胺，从而使心情愉悦，脑疲劳也可快速恢复。

运动可舒缓不良情绪：运动可以减少抑郁发生，有利于消除痛苦回忆。当你感到纠结、抑郁、痛苦，觉得生活毫无意义时，一场酣畅淋漓的球赛会让你的心情好起来。运动还可以改善脑供血不足，预防脑萎缩等。经常锻炼的人，大脑萎缩速度会减缓。

健康
加油站

当你持续学习后感到疲乏、头晕眼花甚至焦虑、失眠时，打一场球，或酣畅淋漓地快走五公里，会让你的大脑得到恢复，重新焕发生机。

大家可以根据自己的年龄、职业、生活环境及生活习惯，采取不同的运动方式，让健康的大脑伴随我们一生。

二、运动能改善脑供血不足吗

“脑供血不足”是脑缺血的通俗说法，动脉粥样硬化、高血压、慢性心力衰竭、颈椎病等疾病会造成脑循环障碍，进而导致脑部供血不足，引起头痛、头晕、易疲乏、记忆力下降、睡眠障碍等脑功能受损症状。数据显示，60 岁以上老年人中约 2/3 存在脑供血不足的情况，相关研究也证实，合适的运动可以改善脑供血不足。

听专家说

脑供血不足的原因：①血管因素。脑部供血血管受压时会导致脑供血不足，最常见于椎动脉型颈椎病；糖尿病、高血压、高脂血症等导致脑动脉粥样硬化、颈动脉狭窄等，也会引起脑供血不足。②心脏相关因素。心脏泵血能力下降，造成射血量减少，从而导致脑供血不足。

运动对脑供血的影响：大脑和其他器官不同，脑组织内没有能源储备，需要不断地供应氧和葡萄糖才能保证脑细胞正常工作。运动可以直接加速脑部血流，改善脑部供血，还可以改善心肺功能，从而增加对脑部的血液供应。

运动是否会引起脑供血不足：一般的体育锻炼，尤其是有氧运动，如慢跑、快走等，不会引起脑供血不足。特殊情况下，运动可诱发或加重脑供血不足。①剧烈运动，尤其是患有心脑血管基础疾病者进行剧烈运动，可诱发脑供血不足；②患有颈椎病等疾病者，有些运动可能会诱发椎动脉收缩，导致脑供血不足，引起头晕、视物旋转、黑矇等。

改善脑供血不足的运动：有氧运动，如跑步、步行、游泳、太极拳、八段锦、体操等，大部分低中强度运动可以加速脑部血流，改善脑供血不足；游泳中的换气，对脑部的供血、供氧也有帮助。另外，长期运动可以增强机体对低氧的耐受性。这也是为什么经常运动的人，脑卒中发生风险更低的原因之一。

脑供血不足人群的运动注意事项：脑供血不足的人，要先找专科医生进行病因诊断后再开始运动训练；由运动处方师指导运动更好；特殊情况，如颈椎病诱发椎动脉痉挛者，要避免突然转头及突然改变体位等动作；运动要遵循循序渐进、有氧为主、不要过度的原则。

健康
加油站

运动能改善脑供血不足，但运动前应了解脑缺血原因，这样运动才能更加有效、安全。

脑供血不足人群不建议进行负重深蹲、硬拉等抗阻运动，必要时在专科医师指导下进行，运动中避免“憋气”等动作。

合并颈椎病者注意避免突然体位改变、突然转头等动作，防止诱发脑缺血发作。

三、为什么跑步能增强大脑的抗疲劳能力

脑疲劳是一种亚健康状态，主要表现为脑细胞活力下降，是由信息流增大和紊乱等因素引起的慢性疲劳综合征，常见于脑力劳动者，如 IT 从业者和在校学生。在我国青少年群体中，至少有 50% 的人存在不同程度的脑疲劳。跑步是最常见的运动锻炼方式，跑步不需要特殊场地、器材，无季节、时间限制，无人群、环境限制，男女老幼均可进行。跑步可以增强大脑的抗疲劳能力，也是有效缓解脑疲劳的方法之一。

听专家说

脑疲劳的原因：一是用脑过度，大脑容易疲劳且恢复慢；二是身体的疾病影响了脑功能的正常发挥。信息时代，久坐不动、长期用脑导致脑疲劳发生越来越多。

脑疲劳的表现：晨起困难；久坐，不愿起来活动；懒得讲话，不愿社交；反应迟钝，记忆力下降；纳差无味，紧

张、焦虑，犯困，眼疲劳等。

跑步能增强大脑抗疲劳能力：在一项大脑疲劳测试过程中，专业运动员所表现的状态好于业余选手，多运动对提高大脑抗疲劳能力确实有显著效果。经常跑步的人，高强度脑力劳动持续的时间更长，更能耐受长时间的智力比赛。

跑步能让思维更敏捷：研究发现，每周都跑步的人和不运动的人比较，前者脑部灰质区域更发达，而这个区域关系到大脑处理信息的速度。此外，研究还发现，跑步能够提高脑部活力，显著提高大脑处理信息和思考的能力。

跑步有助于修复大脑组织：加拿大一项研究表明，跑步有助于修复大脑组织，预防某些神经退行性疾病，有助于延长寿命。长期跑步的人，大脑萎缩得慢一些，患老年期痴呆的概率更低。

跑步有助于脑疲劳的恢复：脑疲劳的主要恢复方式包括休息睡眠、冥想放松、户外活动等。跑步可以产生多巴胺，从而使身心放松，脑疲劳也可以逐渐恢复。一次酣畅淋漓的跑步，可以快速让你从脑疲劳中恢复过来。

健康 加油站

跑步能增强大脑抗疲劳能力，但要注意跑步的频率、时间及姿势。姿势不标准或持续时间过长可能会导致膝关节损伤甚至畸形。

如果你压力过大，情绪低落，记忆力下降，思维迟钝，注意力下降，那么开始跑步吧！你会收到意想不到的效果。

四、运动能消除痛苦回忆吗

痛苦的产生源自对现状某种形式的不接受、某种形式的无意识抗拒。从思维层面来说，这种抗拒以批判的形式存在；从情绪层面来说，它又以负面情绪的形式显现。痛苦的程度取决于你对当下的抗拒程度以及对思维的认同程度。从进化论的角度来看，对痛苦经历的深刻记忆是为了避免将来遭遇类似的情况。在人的大脑放空的时候回忆往事，发现快乐的没有多少，而痛苦的、不堪的回忆则会反复出现。精神上的痛苦往往来自我们对自己内心想法的理解与评判，消除或治愈非常困难。研究发现，长期规律的运动可以消除痛苦的回忆。

听专家说

为什么人们总是容易回忆痛苦，沉浸在痛苦中，却难以感知到当下的快乐？通常有以下原因，一是希望从痛苦中找原因，避免以后再经历同样的痛苦；二是不能接受和面对真实的自己，把痛苦作为理由和避难所。其他原因，往往跟幼小时，不能解决和面对问题的焦虑有关。

1. 运动可以消除痛苦回忆

当一个人低着头，看着手机，刷着那些他很向往的生活，抬头后，发现自己无法达到时，痛苦回忆就会涌现出来。这时，出门打一场球，或者跑一次长跑，反而会让他快乐起来，忘记痛苦回忆。

2. 运动缓解痛苦回忆的作用机制

规律运动可以刺激脑内多巴胺及内啡肽等物质的分泌，从而让人感到快乐。运动可以让人释放坏情绪，拥有积极的心态。同时，运动过程中还可以修炼内心，养成良好的习惯。运动是解决烦恼、拥抱生活和自我改变的一味良药。研究发现，运动锻炼可以促进小鼠海马神经元形成，帮助小鼠忘记创伤记忆。

3. 有助于消除痛苦回忆的运动方法

跑步： 相关研究发现，马拉松比赛半年后，运动员对比赛的痛苦几乎都已经忘记，只剩高涨的情绪。正如跑步能治疗抑郁一样，当快乐成为情绪的主旋律，沮丧自然就被排挤出去了。

竞技类运动： 尤其是挥拍类运动，如羽毛球、乒乓球及网球等。参加这些运动在提高心肺功能的同时，伴随着社交认同感，容易消除痛苦的回忆。

集体运动： 如篮球、足球、广场舞等，在社交和锻炼的同时，也会消除痛苦的回忆。

其他运动： 如爬山、骑车、太极拳、八段锦等，对消除痛苦回忆也有作用。

健康加油站

痛苦回忆人人都会有，首先要接受并与之共存。选择合适的运动方式，并长期坚持，可以帮助消除痛苦回忆。

当你感到痛苦涌现时，运动起来，无论何种运动方式，都可以减少或消除你的痛苦回忆。

五、哪些运动让你的思维更敏捷

思维敏捷是指大脑对任何外来的声音或指令或感性的信息做出迅速灵敏的反应，思维过程（包括对信息的分析、加工、整理、优化等）快速、灵活、准确、清晰。提高大脑思维敏捷性的方法有很多，包括语言学习、智力游戏、阅读、艺术创作、营养补充及运动等。其中运动不管在什么年龄阶段均可以提高大脑思维的敏捷性。

听专家说

1. 为什么运动能提高大脑思维敏捷性

人类大脑和肌肉一样，用进废退，具有很强的可塑性。运动能够刺激大脑神经元的生成，并为神经元之间的连接提供必要的物质基础，神经元越多，学习起来就越容易；运动对于减轻压力、缓解焦虑和抑郁、调节激素水平、延缓衰老都有作用；运动本身就是一种压力，这种可控的压力可以激活神经元，提高我们大脑思维的敏捷性。

2. 提高大脑思维敏捷性的运动方式有哪些

快走：作为一种有氧运动，与一般的行走相比，能使心率提高 13%，大脑获氧量至少增加 5%。每周 3 次，每次 30 分钟以上快走，能让大脑的学习能力、专注力和抽象推理能力提高 15%。

舞蹈：是一种对技巧和平衡要求更高的运动，需要不断地学习和训练，这个过程可以大大提高我们大脑的学习能力及控制能力。

搏击：是手脑并重、不断跳动的全身运动，每个动作都是在大脑缜密、快速地考虑之后进行的，大脑皮质处于最适宜的兴奋状态，敏锐性、思维活跃性、潜能得到发挥，会使记忆和思维能力大大提高。

滑冰、滑雪：滑行中眼、手、腿、脚的密切协作能最大程度地训练我们的反应速度，对提高大脑的反应速度有益。

骑单车：骑行运动更容易让大脑分泌多巴胺等物质，让人心情愉悦；骑行时下肢血管受到一定程度的压迫，导致更多的血液流向大脑，脑血流量增加，会让人觉得头脑清醒、思维敏捷。

挥拍类运动：乒乓球、羽毛球等挥拍类运动要求大脑迅速思考和反应，从而促进血液循环，充分为大脑供应能量，具有很好的健脑功能，也具有很好的预防近视功能，可提升大脑信息处理的速度与准确性。

爬山、攀岩等运动：这类运动要求眼、手、脚协调的同时，需要大脑不断挑战新环境，设计路线、克服困难等，可以提高大脑的信息处理能力和快速反应能力。

健康
加油站

提高大脑思维敏捷性的运动多数需要一定的技巧和专业知识，建议开始运动前，由专业人士进行指导，在掌握相关技巧和知识后开始训练。

滑雪、攀岩、爬山、搏击等运动具有一定的风险，对安全性要求较高，建议做好充分的准备和防护措施。

六、如何运动能预防脑萎缩

脑萎缩一般多见于老年人，但也可见于部分脑发育不良的青少年和儿童。脑萎缩的原因有很多，如颅脑外伤、脑栓塞、脑膜炎、脑血管畸形、脑部肿瘤、癫痫、长期饮酒、营养不良、甲状旁腺功能减退、脑发育不良、滥用镇静药、酒精中毒、化学药品中毒等，均可导致脑萎缩。有些脑萎缩是生理性的，据报道，60 岁以后，大脑容量每年会减少 0.5%~1%。研究发现，经常运动的老年人比不运动的老年人脑容量更大一些。

听专家说

运动可以预防脑萎缩。国外有研究表明，经常走路、游泳或跳舞等人群与不爱运动的人群相比，脑容量平均高出约 1.4%，这表明规律运动可以延缓大脑衰老进程，效果相当于减慢近 4 年的认知衰退。老年人的脑容量与运动量呈正相关，一生都爱运动可以防止脑容量减少。有氧运动能够有效控制高血压、高血糖、高脂血症等心脑血管疾病的危险因素，从而有助于减少因脑梗死等原因引发的脑萎缩。每周进行3小时或更长时间的有氧运动，可以减缓生理性脑萎缩进展。

预防脑萎缩的运动形式

跳舞：既可以愉悦身心，也可以交友，且可以增强心肺功能，有助于促进身体的新陈代谢。老年人平时可以在饭后适当地走一走，去广场跳一会儿舞，对预防脑萎缩是很有帮助的。

舞拳、弄剑：是中华民族的传统运动，动作优美流畅，不仅能激发内心的激情与斗志，还能显著提升大脑快速反应能力、增强身体协调性、强化身体柔韧性和平衡性等多方面能力。

集体活动：建议老年人去参加一些集体活动，如打球、做游戏等，既可活动筋骨、交友畅谈，也可提升思维水平，预防脑萎缩。

登山：无疑是极为理想的运动，它比单调的跑步更有趣，山光水色令人大饱眼福，心情舒畅，思想开阔。建议老年人根据自身情况做适度的运动，对预防脑萎缩有好处。

扬帆：在白茫茫的大海上放飞梦想，一切烦恼付诸东流，换来轻松与快乐。

看戏：如观赏喜剧、相声、小品等文艺节目，能让人得到精神上的放松、心理上的平衡。

钓鱼：面对清澈湖水、绿叶成荫，心旷神怡，既可磨炼个人的耐性，又颇能获得成就感。

放风筝：可以感受大自然的空旷，享受在蓝天上翱翔的自由感，疏通全身经络（特别是颈部），有利于改善大脑供血。

唱歌：不仅能增加肺活量，还能锻炼舌肌。经常活动舌头，可以刺激大脑，有助于减轻脑萎缩。

健康
加油站

脑萎缩一旦发生很难逆转，所以重点是预防或延缓脑萎缩的发生。

有氧运动，尤其是集体性，脑力、体力共同参与的运动，有利于预防脑萎缩，并且能增强老年人的日常生活活动能力。老年人锻炼时特别要注意防止运动性损伤。

七、如何运动才能促进神经重塑

神经可塑性是指神经系统为不断适应外界环境变化而改变自身结构的能力。传统观念认为，成年后脑细胞发育趋于停止。近年研究发现，感觉刺激及学习新技能可促进大脑发展，即神经具备可塑性。运动刺激可以促进神经重塑。由于不同类型的运动对神经重塑的影响存在差异，因此选择适合的运动方式显得尤为重要。

听专家说

1. 大脑一直在自我修复

大脑是一个有机体，能够改变自身的结构和功能，即使在年老时仍能持续改变。

“神经可塑性”是近期神经科学领域的新突破，这个发现推翻了几百年来认定的“大脑在成年后不能改变”的看法。神经细胞可以重新生长、产生新联结的现象，给过去认为不可逆转的大脑伤害（如脑梗死、脑出血、脑外伤等）带来康复的机会，而且还让我们看到健康大脑具有惊人的适应能力。

2. 神经可塑性让人类谨慎行事

我们的每个经验都会在大脑中形成联结，留下痕迹。一旦酒精成瘾，可能终身都是酒鬼，很难消除大脑对酒的渴望。但正因为神经具有可塑性，再严重的创伤（如大面积脑梗死、大量脑出血、外伤后失去一半脑组织），都可以通过改变神经联结的练习来重新塑造。

3. 促进神经重塑的运动

跑步：坚持早上跑步的学生，上课时记忆力、专注力及阅读理解能力都会提高。

徒步旅行：除了增强心肺功能，外界环境的不断刺激，加上运动时产生的多巴胺、5-羟色胺等神经递质，会进一步促进神经重塑。

舞蹈、健美操等艺术类运动：可以从多个不同感官角度刺激大脑神经。

各种技巧类运动：如球类、体操等

运动，可以调动全身肌肉参与，并与脑力活动结合，也能刺激神经重塑。

竞技类电子游戏：关于电子游戏的争论有很多，但其在运动协调、视觉分辨、空间定位、记忆力、反应速度、逻辑推理等方面都有帮助，而且不同类型的电子游戏可以起到不同的作用。

4. 特殊人群运动建议

偏瘫患者的早期运动建议在神经康复医师指导下进行，不规范的运动可能造成姿势与体态畸形更严重，神经重塑及形成肌肉记忆后更难纠正；截瘫患者的运动康复需要专业医疗团队的指导，运动后通过神经回路固化，促进神经重塑，大脑其他结构进行代偿；右利手的人，可以增加一些左手操作的运动；运动形式建议以有氧运动为主。

健康
加油站

大脑就像一个花园，通过增加土壤翻动（即运动），能够丰富土壤中的积极神经递质，如多巴胺（注意力、动机、快感）、5- 羟色胺（情绪、自尊、学习）和去甲肾上腺素（觉醒、警觉、注意力、情绪）。

所有运动都可以促进大脑神经重塑，但是在选择运动来促进神经重塑时，我们应选择积极的、正面的、有利于身心健康的运动，如跑步、打球等。

第六节 运动与心理健康

一、怎样判断自己是否心理健康

大部分人对心理健康有错误的认识，其中最常见的莫过于，一个人要么心理健康，要么就是有心理疾病，非此即彼。但实际上，无论心理健康还是不健康，都属于心理正常的范畴，应与“病态”心理严格区分。心理健康是指处于动态心理平衡的心理过程，涵盖了一切有利于个体生存发展和稳定生活质量的心理活动。心理不健康是指处于一种动态心理失衡的心理过程。我们都经历过一些时期，感到压力、担心、焦虑、悲伤、恐惧或愤怒，这些都是正常的情绪。然而，当这些情绪变得足够严重时，会影响我们的日常生活活动能力。随着时间的流逝，这些感觉会变得持久，就会发展成为心理健康问题。

听专家说

心理健康是个人全面健康的重要组成部分，对个人的生活质量、工作效率、人际关系等各方面都有深远的影响。

判断自己是否心理健康可以参考以下 7 个方面。

智力正常：是人正常生活的基本心理条件，是心理健康的首要标准。

情绪健康：常保持愉快、开朗、自信、满足的心境，对生活充满希望。

意志健全：目的明确，自觉性高，意志坚韧，心理承受能力强。

行为协调：行为受意识支配，思想与行为统一协调，自我控制能力强。

人际关系适应：乐于与人交往，有稳定而广泛的人际关系，能客观评价他人。

反应适度：应对变化的能力强，能适应环境变化。

心理特点符合年龄：心理活动和特征与年龄相符。

这些标准可以帮助个人对照自己进行心理健康的自我判断。如果发现自己在某些方面存在问题，可以通过适当的心理调节或专业的心理咨询来改善。

健康 加油站

很多心理疾病在发生之前，会有这样或那样的预兆，有异常行为表现，如果发觉有这方面的问题，可以及时进行自我排解，或者咨询心理医生，寻求帮助。

二、运动为什么能促进心理健康

无论是在日常生活交往中，还是在影视剧的演绎里，我们都能听到这样的话语，“别愁眉苦脸的啦，咱们去跑步机上出出汗，你的心情就会好些的”“工作压力好大啊，咱们去打场球，好好放松放松”。这些描述绝不是空穴来风，运动是十分有效且无不良反应的减压“良药”。面对这个节奏越来越快的现实世界，可以采取运动的方式减轻焦虑和压力，适当的体育活动可以产生最优化的运动愉快感。运动愉快感对情绪和情感的影响是很大的，人通过体育运动，爆发出来的不仅仅是能量，同时更重要的是释放了积压的不愉快情绪，从而促进心理健康。

听 专家说

我们知道身心是相通的，身体健康是心理健康的基础，心理健康又能促进身体健康，适当的体育活动能够产生最优化的运动愉快感，对情绪和情感有显著的正面影响。运动主要通过以下四个方面影响人的情绪和情感，促进心理健康。

调节情绪：研究表明，适度的规律性运动可以促进大脑分泌内啡肽，这种物质被称为“快乐激素”，使人身心愉悦，缓解心理压力。

提升自我效能感：通过运动，人们可以不断克服客观和主观上的困难，增强对自身能力的信心，获得自我成功的认知和高峰体验。

改善人际关系：运动，尤其是团队运动，能够增加人际互动，提升人际关系质量，提升自我认同感和自我评价，变得更加自信和积极。

释放不愉快情绪：体育运动可以通过宣泄、中和、抵消和对抗不愉快情绪，帮助人们释放内心积压的负面情绪，保持心理平衡。

目前运动对心理健康的促进作用已经被大量研究证实。1990 年，诺瑟等人对 1969—1989 年进行的 80 项有关体育运动对抑郁控制作用的研究进行了分析，结果表明：一次性体育运动和长期的体育运动均能有效地减少抑郁；体育运动既可减少正常人的抑郁，也可减少精神病患者的抑郁。

健康加油站

运动不仅能够促进身体健康，大大提升身体素质、体能水平，还能够改造大脑，使人在精神上得到放松，缓解焦虑，让人感到愉悦，是促进生理和心理健康的“良药”！

三、什么样的运动方式对心理健康有好处

“运动有益于身心健康”，这个大家都知道，但各种运动的性价比是不一样的。同样的锻炼时间，同样的强度，有些运动能更好地降低死亡率，减少精神问题，有些运动把人累个半死且作用有限。因此，只有科学合理的运动才对心理健康有效果。《柳叶刀》上发布的一项研究发现，并非所有运动都可以促进内啡肽的分泌，挥拍的球类运动和有氧体操是身心方面受益最高的运动，一般认为有氧运动比无氧运动更加容易促进心理健康。

听专家说

有氧运动比无氧运动更加容易促进内啡肽的分泌。内啡肽的分泌需要一定的运动强度（如跑步、登山、游泳、骑自行车、跳健身操等中等偏上的运动强度）和半小时以上的运动时间。

适度运动：每周锻炼 3~5 天，每天应不少于 40 分钟，但又不能太过，要根据自己的身体适宜程度选择。运动过度，尤其是运动的时间过长，会产生严重的疲劳，各种对情绪有害的生理活性物质也同样会分泌更多，不仅会抵消内啡肽的作用，还会变本加厉，使人的情绪更加低落。

循序渐进：参加运动锻炼不能急于求成，要达到健身祛病的效果并非一朝一夕所能办到的，而应该有目的、有计划、有步骤地进行科学锻炼，要循序渐进，日积月累，运动量由小到大，逐步增加。

持之以恒：进行体育锻炼要想取得成效，不在于锻炼项目的多少，关键在于坚持，即人们常说的“贵在坚持”。在掌握运动量的基础上，最好每天坚持锻炼，实在有困难时，每周锻炼不应少于 3 次，每次锻炼 40 分钟左右即可。

健康
加油站

参加运动锻炼要有决心和毅力，要行之有效，持之以恒，功到自然成。同时，要合理地安排锻炼时间，养成按时锻炼的良好习惯，这样才能做到持之以恒。

四、运动锻炼对哪些心理问题人群有益

研究表明，运动锻炼对多种心理问题人群有显著益处，运动不仅可以预防心理问题的发生，还能改善许多现有心理疾病的症状。运动锻炼不仅可以在心理健康方面发挥重要作用，甚至可以作为心理疾病治疗的辅助手段，对于改善抑郁、焦虑、强迫症等心理问题具有显著的积极影响。

听专家说

焦虑与压力：规律运动有助于减轻身体对焦虑的生理反应，让人在面对压力时更从容。此外，定期锻炼可以帮助缓解其他常见的并发疾病的症状，例如肠易激综合征。研究发现，有氧运动对于焦虑症患者尤其有效，能够在短时间内显著降低其焦虑程度。

抑郁：体育锻炼的抗抑郁效果不仅显著而且持久，特别是有氧运动。例如，杜克大学的研究发现，定期的有氧运动能显著降低抑郁的复发率，减轻抑郁症状。

注意缺陷多动障碍：锻炼可以提高注意缺陷多动障碍儿童的运动技能和执行功能。有氧运动特别有效，尤其中等强度和剧烈运动，并且运动时间更长可能会带来更好的效果。

恐慌症：对于患有恐慌症的人来说，锻炼是一种积极有效的方式，可以释放被压抑的紧张感，减少恐惧和担

忧的感觉。

强迫症：强迫症患者通过参与娱乐性的集体运动，如篮球、足球等，可以减轻症状，提高生活质量。体育锻炼不仅能改善他们的体能状况，还能增强社交互动，从而缓解强迫症状。

精神分裂症：尽管对精神分裂症患者体育锻炼效果的研究还不够成熟，但初步研究显示，体育锻炼有助于调节患者的情绪，增强自尊心，并提高他们的生活质量。

创伤后应激障碍：身体活动可能对患有创伤后应激障碍的人有益，尤其是那些曾在治疗中挣扎过的人和患有阈下创伤后应激障碍的人。运动也可能有助于改善创伤后应激障碍症状，如抑郁、焦虑、睡眠问题和心血管问题。

健康 加油站

体育锻炼为心理疾病的治疗提供了一个全新的视角，强调身体活动与心理健康之间的密切联系，为心理疾病的治疗和管理开辟了新的途径。

五、怎样选择适合自己的运动

运动作为一种促进身心健康的有效手段，已经在多个临床实践指南中得到认可，并被视为促进心理健康的重要辅助措施之一。不同类型的人群应选择不同的运动方式。如果选择的运动方式不适合自己，第一，可能会让我们丧失兴趣，没有坚持的动力，很快就会放弃；第二，可能让我们不能更好地针对自己的身体情况做出改变，在运动的过程中出现各种各样的风险。选择适合自己的运动需要进行个性化分析。

听专家说

不同类型的人群应选择不同的适合自己的运动方式。

胆怯的人：建议参加游泳、溜冰、拳击、滑雪、单双杠、跳马、平衡木等运动项目。这些项目要求运动者以勇敢、无畏的精神去战胜困难，方能越过障碍。

容易紧张的人：这类人要克服性格缺陷，应多参加竞争激烈的运动项目，特别是足球、篮球、排球等比赛活动。若能时常经受这种激烈对抗的考验，在遇事时就不至于过分紧张，学习就会更加从容。

孤僻的人：选择足球、篮球、排球或是接力跑、拔河等团队性体育项目。坚持参加这些集体项目，能增强自身活力和与人合作精神，使运动者更加热爱集体，从而逐渐改变孤僻性格。

犹疑的人：建议选择乒乓球、网球、羽毛球、跳高、跳远、击剑、跨栏、角力等项目。以上项目要求运动者头脑冷静、思维敏捷、判断准确、当机立断，任何多疑、犹豫、动摇都可能导致失败，因而久练能帮助人培养果决的性格品质。

急躁的人：可选择象棋、太极拳、慢跑、长距离散步、游泳及骑自行车、射击等运动项目。上述运动强度不高，强调持久性和耐力，坚持从事这样的活动，能帮助我们调节神经系统，增强自我控制能力，从而达到稳定情绪、克服焦躁的目的。

健康加油站

迈克尔·奥托说："愉悦建立在患者对于运动的感受上，我建议他们选择能令他们感到快乐的运动项目，而他们究竟选择做什么运动，其实并不重要。"科学研究发现，如果患者可以选择适合他们的运动方式和强度，那么运动对缓解和治疗心理问题就有明显疗效。

六、运动量达到多少才能有效抗抑郁

运动可以很好地对抗抑郁。2022 年 4 月发表于国际期刊 *JAMA Psychiatry* 的一项研究指出，对抗抑郁并不需要大量运动，即使是微小的身体活动，例如快走，都能大大降低患抑郁症的风险。这项研究表明，当一个人从完全没有活动转变为增加一天的运动量，带来的益处最为明显；随着运动量增加，带来益处的显著性会慢慢降低，并且在超过一个建议等级后，多运动并没有带来更多额外的益处。

听专家说

世界卫生组织建议，成年人每周需要进行 150 分钟中等强度运动。运动的类型包括跑步、骑行和步行，以及做家务、绘画或演奏乐器等。研究表明，即使是少量的身体活动，如每周 75 分钟快走，也能显著降低患抑郁症的风险。此外，既往也有相当多的研究证实了运动与心理状态、运动与情绪的关联。例如，2018 年的一项研究发现，经常运动的人心理健康状况不佳的天数比不经常运动的人减少了 43%，即使每周只走路 3 次，也比完全不运动的人心理更健康。另一项 2018 年发表的研究发现，每周 3~5 次，每次 45 分钟的运动，对心理健康最有益，即使是做家务也能减少约 10% 心理健康状况不佳的天数。有研究团队分析了 120 万人的运动状况，发现最热门的 3 种能缓解抑郁的运动是团队运动、骑行、娱乐活动。这三种运动均为有氧运动，有氧运动相比无氧运动强度更低，娱乐性更强，或许更受大众青睐。

健康
加油站

大多数治疗方案建议患者保持中等强度的训练，也就是呼吸轻微急促的运动强度。

七、运动越多是否对心理健康越好

大家都知道运动能帮我们改善健康状况，特别是当我们需要调节心理状态时，运动是最好的方法。人们通常相信做的运动越多，心理健康状况就越好，但是过度运动者可能会变得沉迷于运动，会影响心理健康，无法享受其他生活方面的乐趣。过度运动也可能导致抑郁、焦虑等心理问题。

听专家说

一项针对120万人的大型研究调查了运动与心理健康之间的关系，这项研究结果显示，参与团体运动、骑自行车和慢跑对心理健康产生了最大的积极影响，但是过量运动就会造成心理负担。

运动频率适度：耶鲁大学精神病学领域的一项研究表明，如果每月锻炼超过23次，或者单次锻炼时间超过90分钟，会导致心理健康状况恶化。坚持每隔一天活动30~60分钟，是促进心理健康的最佳体力活动量。

运动强度适度：过度运动的表现之一是运动强度过高，一般认为，如果一个人每周的高强度运动超过预计总时长（75 分钟 / 周）的 10%，就可能被视为过度运动。

运动时间适度：运动时间也是一个需要考虑的因素。通常，每周进行 6~7 次，每次超过 1 小时的中等强度运动，被认为是过度运动。

研究表明，每周进行 3~5 次中等强度运动、每次 30~60 分钟的人，心理健康状况最好。但如果每次运动时间超过 3 小时的话，他们的心理健康状况反而比不运动的人更差。这有可能是因为这部分人还患有其他心理疾病，因为过度锻炼是强迫症的征兆之一，且过度锻炼产生的强烈疲惫感也不利于心理健康。

健康加油站

运动后肌肉酸痛、疲劳、呼吸困难、心悸、头晕、恶心等，都是身体提示运动过量的信号。如果经常出现上述症状，就需要适当减少运动量。总之，过度运动的界定是一个需要慎重考虑的问题。我们应该注意身体的反应，并在适当的范围内进行运动，以保持身心健康。

第七节 运动与代谢健康

一、哪种运动形式能够有效降低体重

体重与运动之间有密切的关系，适当的运动对于控制体重起着重要作用。运动可以通过直接消耗热量和间接调节新陈代谢等多种途径影响体重。

直接影响体重因素：有氧运动（耐力运动），如跑步、骑行、游泳等，能够有效消耗热量，有助于减少体内脂肪的积累；无氧运动（力量训练），如举重、俯卧撑等，能够提升肌肉质量和力量，提高基础代谢率。

间接影响体重因素：调节新陈代谢，运动可以促进新陈代谢，使身体更有效率地消耗能量；调节食欲，适度运动可以调节与食欲相关激素的分泌，使人更容易控制饮食；改善心理健康状况，减少压力和焦虑，有助于减少情绪性进食，从而有利于体重的管理。

听专家说

降低体重的有效运动形式，不是某一种单一的运动类型，而是多种运动形式科学组合的综合性训练。

首先，建议进行有氧耐力训练，通过长时间的累积效应消耗体内存储的过多热量。随着热量的消耗，体内过多的脂肪被动员起来参与运动的能量供应，进而使脂肪消耗增加。同时，有氧耐力训练有利于提高心肺耐力。心肺耐力的提高有助于提升日常生活中脂肪酸的代谢水平，从而抑制脂肪的产生与堆积。具体的运动形式包括跑步或快走、游泳（对关节损伤小）、骑自行车（可以针对性地锻炼腿部肌肉）以及有氧健身操等。通过控制运动中的心率（无氧阈值下的心率）并结合主观疲劳感觉的Borg量表评分（11~13分），可以获得最佳的有氧运动强度。

其次，在有氧运动之余还要增加高强度间歇训练或可增强肌力的抗阻运动等。它们可以有效地提高基础代谢率，增加核心肌群力量，提高有氧运动的效能，从而使安静状态和有氧运动状态下的脂肪酸代谢增强，有利于降低体重。

因此，降低体重的有效运动形式，可以将有氧耐力训练和高强度间歇训练循环组合应用，或者可以在日间进行有氧耐力训练，在晚间睡前2小时进行高强度间歇训练和抗阻训练，这样可以起到白天热量消耗增加和夜间基础代谢率增加的双重效应。

健康 加油站

运动对体重的影响是一个长期的过程，需要养成规律运动习惯，并持之以恒，才能最终达到减重效果。否则，某一次大运动量可能会使体重降低，但身体主要减少的是水分和糖分，往往通过一顿饮食就可以补回来。因此，通过运动控制体重不应只关注每次运动后的体重变化，而应注重长期的体重变化趋势及身体组成比例，特别是肌肉与脂肪的比例。

二、哪种运动形式能够有效减少体脂含量

运动对减少体脂含量（即降低身体脂肪比例）有着非常显著的影响。研究发现，运动虽然不会减少脂肪细胞的数量，但是可以减少细胞内脂肪的含量，缩小脂肪细胞的体积，从而使人体的脂肪含量下降。运动减少脂肪的机制主要包

括降低胰岛素抵抗，减少葡萄糖转化为脂肪，抑制脂肪合成；加快体内能量消耗，促使身体从脂肪储备中获取能量，动员脂肪分解氧化参与体内能量的供给；运动可以提高基础代谢率（即静息状态下单位时间内的能量代谢），使身体在休息时也能更有效地消耗脂肪。运动可以促使身体脂肪分布更加均匀，减少内脏脂肪的堆积，这种内脏脂肪与健康风险密切相关。

听专家说

能够有效减少体脂含量的运动形式是综合性的，而不是单一的，需要进行科学地规划，以发挥每种运动形式的最大效能。

有氧运动对于减少脂肪细胞内的脂肪含量、缩小脂肪细胞的体积、促进脂肪细胞的代谢有着重要作用。有氧运动以下肢耐力性运动为主，如跑步、快走、骑自行车、有氧健身操等。

力量训练有助于提升肌肉质量和力量，肌肉组织比脂肪组织更能消耗能量，因此增加肌肉可以提高整体的能量消耗，即使在休息状态下也有利于降低体脂含量。力量训练以核心肌群和上肢运动为主，如腹肌、胸大肌、背阔肌、三角肌、肱三头肌、肱二头肌训练等。

中等强度的有氧耐力训练，在刚开始的 20 分钟左右，机体要先消耗游离脂肪酸和葡萄糖进行有氧氧化。随着游离脂肪酸和葡萄糖消耗殆尽，脂肪才能被动员起来，参与到有氧氧化的过程。因此，在有氧运动之前先进行力量训练，用以消耗肌糖原，从而增加肌肉对葡萄糖的摄入和利用。然后，进行中低强度有氧运动以消耗游离脂肪酸。等到脂肪参与有氧氧化后，进行有氧耐力和高强度间歇训练交替的运动形式，以最大程度地消耗脂肪。因此，有效降低体脂含量的运动形式是综合性的。

健康
加油站

如果想使运动最大程度地发挥促进体脂含量减少的作用，那么需要辅以健康的饮食结构，如增加优质蛋白的摄入，减少脂肪和胆固醇的摄入，控制碳水化合物的摄入总量，可以达到事半功倍的效果。减肥要以减少体脂含量为目标，而不应以降低体重和肌肉流失为结局。肌肉含量增加、体脂含量减少，可能在体重上没有明显体现，但由于相同重量的脂肪所占的体积大约是肌肉的 1.2~1.5 倍，这就使最终的体型呈现出显著差异。

三、如何通过运动调节血糖

运动对血糖调节具有显著作用，可通过多种机制帮助糖尿病患者及普通人群更好地管理血糖。运动有利于提高胰岛素敏感性，减少胰岛素抵抗，促进肌肉对葡萄糖的摄取，还可以使肝脏葡萄糖生成减少。科学的运动计划，可有效调节血糖，改善整体健康状况。

听专家说

随着人们生活水平的提高，糖尿病的发病率逐年上升，这也让人们认识到血糖管理的重要性。除了药物治疗、饮食控制，加强运动锻炼也有助于血糖管理。美国糖尿病协会的研究表明，运动对血糖的影响可持续维持 24 小时，甚至更久。这主要是因为，运动能提高肌细胞对胰岛素的敏感性，使肌细胞更有效地利用胰岛素，从而降低血糖。此外，肌细胞本身在运动后能从血液中摄入更多葡萄糖，从而使血糖下降。而长期规律运动，已被证明有助于控制血糖、降低心血管疾病风险、减轻体重并改善健康状况。中等强度（例如快走）至每周≥150分钟的高强度运动，已被证明对预防2型糖尿病有显著的益处（在我国的大庆糖尿病生活方式干预研究中，2型糖尿病的发病风险降低了46%）。另外，8周以上的运动疗法干预，被证明使2型糖尿病患者的糖化血红蛋白水平平均降低0.66%。虽然较高水平的运动强度与糖化血红蛋白的改善有关，但较温和的体育活动形式，如瑜伽和太极拳，也有助于控制血糖。

当人体开始运动时，提供能量的主要物质是葡萄糖和脂肪。低强度的有氧运动，如慢跑或温和的游泳，不需要短时间内产生大量能量，在这些情况下，脂肪是主要的能量来源。因此，血糖通常会保持在同一水平或降低。随着运动时间的延长，游离脂肪酸和肌糖原被大量消耗，脂肪开始分解，血糖开始被肌肉摄入补充肌糖原的消耗，因此血糖开始逐渐下降。高强度耐力训练、力量训练和短跑等高强度运动，则会导致身体释放大量肾上腺素，为确保在短时间内获得足够的能量供应，机体通过肝脏释放葡萄糖，从而提高血糖水平。运动后，由于肌糖原的消耗，肌肉会摄入葡萄糖以补偿消耗，因此血糖水平开始下降。

健康加油站

对于有胰岛素抵抗的患者，餐后即时的胰岛素水平较低，最高血糖水平通常在进食后60~70分钟出现，因此，餐后30分钟内进行低强度的有氧运动，例如做家务等活动，可以有效降低血糖水平。中等强度的有氧运动降低血糖不依赖胰岛素的作用，一般在运动20分钟后开始显现，因此建议运动时长30分钟以上。对于持续性高血糖患者来说，抗阻训练是非常重要的，因为它能增加骨骼肌含量，并提升肌肉对葡萄糖的代谢效率。

四、糖尿病患者应该如何选择运动形式与运动时间

糖尿病患者的运动处方要考虑的因素包括年龄、能力、疾病状态和个人对运动类型的偏好。一般来说，老年和肥胖的 2 型糖尿病患者需要较长的适应期，应循序渐进地推进。对于有氧运动形式的选择，需要根据患者的体重、膝关节等情况而定，如选择踏车、游泳，以减少跑步或快走对关节的压力，避免关节损伤。同样，为了避免肌肉受伤，抗阻运动的频率和强度应该缓慢增加。当每组能够持续超过设定的目标次数时，首先增加重量或阻力，并且只增加一种，然后增加组数，最后增加频率。

听专家说

糖尿病患者的运动处方应个体化，在充分评估体适能和心肺耐力的基础上，结合胰岛素的分泌情况，循序渐进地进行。

运动强度：有氧运动至少应为中等强度（例如快走），相当于峰值摄氧量的 40%~60%，或最大心率的 60%~74.9%。高强度的有氧运动（60% 以上峰值摄氧量或 75% 及以上最大心率）可能会带来额外的好处，但要注意运动防护，避免受伤。在进行抗阻运动时，应注重适度，涉及主要大肌肉群的重复抗阻运动是最佳的方案。

建议逐渐增加有氧运动的强度，而不是一开始就进行高强度的有氧运动。这样可以最大程度地降低受伤的风险，尤其是在伴有某些糖尿病并发症的情况下。此外，逐渐增加有氧运动的强度，还可以提高运动的依从性。

运动频率：每周至少进行 3 天有氧运动，建议每周有 5 天进行运动。每周至少进行 2 次抗阻运动，但更理想的是每周进行 3 次。

运动时间：每天 30~60 分钟的中等强度有氧运动应连续或间歇进行，每周累计 150 分钟。

运动类型：建议采用多种有氧运

动的组合，任何运用大肌肉群并引起心率持续增加的形式（包括快走）都可能是有益的。步行、游泳或骑自行车等不会对脚部施加过大压力的运动是一些肥胖患者更为适合的选择。每次抗阻练习都应涉及主要的大肌肉群（腿、臀部、胸部、背部、腹部、肩部和手臂）。抗阻锻炼的方案包括卧推、腿部伸展、直立划船、侧向下拉、站立腿弯举、哑铃坐姿肩部推举、哑铃坐姿二头肌弯举、哑铃三头肌回弹和腹部弯举的组合等。对于老年高血糖人群，抗阻训练还可以采用自身体重负荷或弹力带负荷进行。

健康 加油站

当 1 型糖尿病患者缺乏胰岛素并患有酮症时，运动会加重高血糖和酮症症状。因此，在酮症状态下，应避免剧烈活动。2 型糖尿病患者通常不会出现严重的胰岛素缺乏，即使血糖升高（例如血糖 >16.7mmol/L），只要身体状况良好、无酮症且保证充足水分摄入，无需单纯因高血糖推迟运动，可进行适量运动。

在进行适度运动的 2 型糖尿病患者体内，肌肉对葡萄糖的利用量通常超过肝脏的葡萄糖释放量，因此血糖水平往往会下降。若患者使用胰岛素和 / 或促胰岛素分泌剂（如磺脲类药物——格列本脲、格列吡嗪和格列美脲，以及那格列奈和瑞格列奈），在未调整药物剂量或碳水化合物摄入量的情况下进行运动，可能会导致低血糖。对于接受这类药物治疗的个体，如果运动前血糖 <5.6mmol/L，则应摄入一定量的碳水化合物，以预防低血糖发生。

五、如何通过运动来改善高尿酸血症

尿酸是体内正常存在的物质，由肾脏通过尿液排出。但是，如果血液中尿酸生成增加或者排泄减少，则会导致高尿酸血症。高尿酸血症定义为在正常嘌呤饮食情况下，非同日两次空腹检测的尿酸水平，男性 >420μmol/L，女性 >360μmol/L。2005 年健康统计数据显示，我国高尿酸血症人数已达 1.7 亿，总体患病率为 13.3%。近年来，高尿酸血症的发病率呈现出上升趋势，而且具有低龄化趋势。高尿酸血症是许多慢性病的危险因素：血液中尿酸水平每增加 60μmol/L，糖尿病发病率增加 17%，高血压发病率增加 13%，冠心病死亡风险增加 12%。运动对尿酸水平的影响是多方面的，既有积极的影响，也需要注意一些潜在的负面影响。

听 专家说

1. 运动对尿酸代谢的积极影响

促进尿酸排泄：有氧运动可以增加肾脏的血流量，促进尿酸通过尿液排泄，从而降低血液中的尿酸水平。

改善代谢：规律运动可以改善机体的代谢功能，提高胰岛素敏感性，有助于控制体内的尿酸水平。

控制体重：超重和肥胖是高尿酸血症的重要风险因素。通过运动减重，可以降低尿酸水平，降低痛风发作的风险。

减轻炎症：运动有助于减少体内的炎症反应，而慢性炎症与高尿酸血症和痛风发作有密切关系。

2. 运动对尿酸代谢的潜在负面影响

抑制尿酸排泄：高强度的无氧运动（如举重、短跑等）会导致乳酸堆积，乳酸可竞争性抑制尿酸在肾脏的排泄，从而导致尿酸水平升高。因此，高尿酸血症患者应避免剧烈运动。

脱水：运动过程中如果不注意补充水分，可能导致脱水。脱水会使血液浓缩，尿酸水平相对升高，增加痛风发作的风险。

步行、骑自行车和游泳等，是最适合控制尿酸水平并有助于控制体重的运动。如果痛风多次发作，那么关节可能会出现永久性关节炎变化，这会限制关节的活动范围。因此，较低冲击力的运动，例如游泳、水中漫步等，可减轻关节的压力，可能更适合痛风多次发作的患者。

此外，一般的柔韧性练习也很有帮助。一项研究表明，瑜伽可以帮助降低痛风的疼痛程度。需要注意的是，痛风患者的下肢力量通常会下降，因此，针对下肢的力量训练对痛风患者有益。

健康加油站

痛风患者最好不要在痛风发作期间进行运动锻炼。在痛风发作期间，应该休息，局部冰敷，如果痛风疼痛发生在下半身的某个关节，应该抬高双腿。通常在痛风急性发作期间，炎症处于最严重的状态，在疼痛的关节处增加运动往往会加重炎症反应。此外，在痛风发作期间，站立和行走等负重活动可能会很痛苦，避免疼痛关节进行剧烈运动有助于减轻炎症。但是，不增加疼痛的非负重、低强度运动可能是可行的，并且可能有助于减轻炎症。

六、代谢综合征人群应如何科学运动

代谢综合征并非单一疾病，而是心脑血管疾病危险因素的集合，包括腹部脂肪增加、血清甘油三酯增高、血压升高、高血糖、血清高密度脂蛋白降低等。向心性肥胖患者如果同时具备“血清甘油三酯增高、血压升高、高血糖、血清高密度脂蛋白降低”四项主要危险因素中的两项或以上，则可诊断为代谢综合征。全球约 1/4 的人患有代谢综合征，并呈上升趋势。运动对肥胖、高血压、高脂血症都有着很明确的治疗效果，但需要制定个体化的运动方案并系统实施。

听 专家说

代谢综合征的改善，首先要减少内脏脂肪，其次对合并的高血压、胰岛素抵抗性高血糖、血脂异常等进行改善。因此，运动疗法的首要目标是要将体重减少 3% 以上，特别是体重减少 5%~10% 可以有效降低糖尿病和心血管疾病的发生率。

代谢综合征的运动疗法，应以改善血糖和改善血脂的有氧运动为基石，辅以增加肌力和改善代谢的抗阻训练。运动疗法实施前，建议进行运动负荷试验，结合个体症状，制订科学、精准的运动处方。

针对代谢综合征的不同症状，具体的运动方案如下。

1. 肥胖

建议从低强度运动开始，逐渐过渡到中等强度运动。运动时间为每天 30~60 分钟，每周 150~300 分钟。运动频率，每周 5 次以上，尽量每天都进行。选择对关节压力较小的运动，如步行、游泳、骑自行车等。高冲击性运动可能会增加关节损伤的风险，特别是对于超重或肥胖的患者。增加抗阻运动和伸展运动，减少久坐的时间。

2. 血脂紊乱

建议运动强度为 50% 峰值摄氧量的有氧运动。运动时间为每天 30 分钟以上，每周 180 分钟以上。运动频率，尽可能每天都进行。增加抗阻运动。

3. 糖尿病

建议运动强度为 40%~60% 峰值摄氧量的有氧运动。运动时间为每天 20~60 分钟，每周 150 分钟以上。运动频率，每周 3~5 次，尽可能每天都进行。保持每周 2 次或 3 次抗阻训练。

健康加油站

运动过程中应注意身体的反应，如果出现胸痛、头晕、呼吸困难或严重疲劳，应立即停止运动并就医。避免在极端天气（如高温或低温）下进行户外运动。在过热或过冷的环境中运动可能会对身体产生不良影响。

定期复查健康状况，监测代谢综合征的各项指标（如血压、血糖、血脂等），根据复查结果调整运动计划。运动疗法应结合健康的饮食习惯，控制总热量摄入，选择低脂、低糖、高纤维的食物，全面改善代谢综合征。

七、运动的物理强度和代谢强度如何换算

运动的物理强度，通常用输出负荷的物理参数表示，如踏车常用“瓦”，跑台常用“千米 / 时”，抗阻运动常用“公斤”等。运动的代谢强度，通常是按照每公斤体重每分钟的耗氧量来表示。为了简单化，我们把 3.5mL/（kg · min）的耗氧量设定为“1METs”；安静状态、日常身体活动状态、运动状态等按照实际测得的公斤耗氧量进行换算，获得相应的 METs 值。运动的物理强度和代谢强度，在理论上是可以相互换算的。

听专家说

1. 物理强度

地球上，将 1kg 的重物每分钟升高 1m，做功为 1kgm/min。1 瓦，等于 6.12kgm/min。由于踏车做功和每分钟的转数有关，相同瓦数负荷下，转数越慢，受试者负荷感越强。因此，踏车的转数设定通常为 50~60 转 / 分。

2. 代谢强度

代谢当量(metabolic equivalent，MET)是一种衡量身体活动强度的单位，用于表示某一活动相对于静息代谢率的能量消耗。1METs 相当于在静息状态下每分钟每公斤体重消耗的能量，约为 3.5mL/(kg·min)的耗氧量。

要计算运动消耗的热量，可以使用以下公式：热量消耗(kcal)=METs×体重(kg)×运动时间(小时)×1.05。假设一个体重 70kg 的人进行一项 5METs 的运动，持续 1 小时，那么他的热量消耗约为 368kcal。

3. 常见运动的 METs 值

慢速步行(3 千米/时)：约 2.5METs。

中速步行(5 千米/时)：约 3.8METs。

慢跑(8 千米/时)：约 8METs。

骑自行车(15 千米/时)：约 7.5METs。

通过以上公式和步骤，可以根据代谢当量、体重和运动时间计算出运动的热量消耗。这对于制订科学的运动处方和控制体重非常有帮助。

健康 加油站

1 瓦，相当于 6.12kgm/min。负荷量每增加 1kgm/min，相当于耗氧量增加 1.8 毫升；负荷量每增加 1 瓦，相当于耗氧量增加 11 毫升。这一算法的使用范围是 300~1200kgm/min，相当于 50~200 瓦(要求转数保持在 50~60 转/分)。由于静息状态相当于 1METs，无负荷空踩相当于 2METs，因此，踏车负荷的代谢强度公式如下：代谢当量 =[11×负荷(瓦)/体重(kg)]/3.5+2METs。70kg 体重，踏车 70 瓦，代谢当量约等于 5METs，1 小时消耗的热量约为 368kcal。

第八节 运动与免疫健康

一、免疫力到底是什么

免疫力，简单来说，就是我们身体的一种自我保护能力。它像是一个隐形的“守卫”，时刻保护我们免受外界病原体（如病毒、细菌等）的侵害。同时，免疫力还能帮助我们的身体清除老化或受损的细胞，保持身体的健康状态。

听专家说

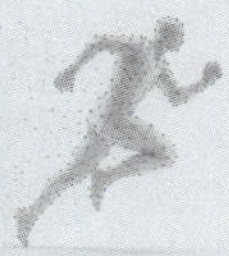

免疫力是人体自身的防御机制，它具备多重功能，对维护人体健康起着至关重要的作用。

1. 免疫力的定义

免疫力是人体自身的防御机制，它具有识别并清除外界病原体（如病毒、细菌等）的能力，同时也能处理体内衰老、损伤、死亡或变性的细胞。此外，免疫力还包括识别和处理体内突变细胞及病毒感染细胞的能力。简而言之，免疫力就是人体对抗外界病原体和维持内部环境稳定的能力。

2. 免疫力的组成部分

免疫力主要包括细胞免疫和体液免疫。细胞免疫主要通过免疫细胞（如T细胞）来识别和攻击被病原体感染的细胞或癌细胞。体液免疫则通过产生抗体来中和病原体，从而阻止其感染健康细胞。

3. 免疫力的重要性

免疫力在维护人体健康方面起着至关重要的作用。如果免疫力低下或缺乏，人体就容易出现体质虚弱、营养不良、精神萎靡等症状，同时更容易受到各种病原体的感染，从而引发疾病。

因此，保持和提高免疫力是预防疾病、维护健康的关键。

4. 提高免疫力的方法

为了提高免疫力，可以采取以下措施。

保持健康的生活方式：均衡饮食，确保摄入足够的维生素和矿物质；适量运动，以增强身体素质和心肺功能；保证充足睡眠，以恢复体力和精神状态；减少压力，长期的精神压力会降低免疫力，因此要学会放松身心，保持积极乐观的态度。

避免不良习惯：如吸烟和过度饮酒等，这些习惯会损害免疫系统，增加患病风险。

综上所述，免疫力是人体的重要防御机制，对维护健康具有重要意义。通过采取积极的生活方式和避免不良习惯，我们可以有效地提高并保持自身免疫力。

健康加油站

免疫力是我们身体的第一道防线。通过合理饮食、规律运动、保证充足睡眠、减少压力和避免不良习惯等健康生活方式的养成，我们可以共同守护这道防线，享受更加健康和快乐的生活。

二、缺乏运动为什么会影响免疫力

当我们谈到健康、运动和免疫力之间的关系时，我们不得不深入探讨为什么缺乏运动会削弱我们的免疫力。免疫力是人体抵御疾病的重要防御机制，负责识别和清除外部病原体，如病毒和细菌。而运动，尤其是适量的有氧运动，已被科学研究证实能够增强免疫力。

听专家说

免疫力是我们身体对抗外部病原体（如细菌、病毒）的第一道防线。而运动，作为一个广为人知的健康促进因素，其实也在悄悄地影响着我们的免疫系统。缺乏运动影响免疫力的原因主要有以下几方面。

循环系统功能下降：运动能够促进血液循环，帮助免疫细胞和抗体更有效地在体内传输。长期缺乏运动会导致血液循环减缓，这可能会影响免疫细胞的分布和反应速度，使得免疫系统难以及时、有效地清除病原体。

免疫细胞活性降低：适量的运动可以刺激免疫细胞的活性和增殖，提高其对抗病原体的能力。相反，缺乏运动可能会导致免疫细胞的活性下降，从而使其对病原体的识别与清除能力减弱。

新陈代谢减慢和内分泌失调：运动对新陈代谢和内分泌系统有积极影响。缺乏运动可能影响身体的新陈代谢速率，导致体内毒素积累；同时可能影响激素分泌，如内啡肽等，这些激素对维持免疫系统的正常功能至关重要。新陈代谢减慢和内分泌失调会进一步削弱免疫系统的功能。

心理压力增加：缺乏运动可能导致身体健康状况下降，从而增加心理压力。长期的心理压力会影响免疫系统功能，心理压力与免疫系统之间的相互作用已被大量研究证实。心理压力可能导致免疫系统功能抑制，使身体更容易受到疾病的侵袭。

综上所述，缺乏运动会通过多种机制影响免疫系统功能。为了维护和提高自身免疫力，专家建议每个人都应该根据自己的身体状况，保持适量运动。

三、运动能提高免疫力吗

运动能提高免疫力。适量且规律的运动对免疫系统功能具有显著的增强作用，有助于机体更好地抵抗疾病。运动通过增强免疫细胞活性、促进血液循环、加速新陈代谢以及改善心理健康状况等多种方式，综合提升免疫系统的功能。因此，对于希望增强自身免疫力的人群来说，保持适量运动是一个重要的健康策略。

听专家说

当我们谈论如何提高免疫力时，运动是一个经常被提及的方法。那么，从专业角度来看，运动真的能提高免疫力吗？答案是肯定的，但关键在于运动的类型、强度和持续时间。

适量的有氧运动：如快走、慢跑、游泳等，已被证实能够刺激免疫系统，增强其对抗病原体的能力。这是因为有氧运动能够促进血液循环，使得免疫细胞和抗体能够更有效地在体内传输，及时发现并对抗外部威胁。

力量训练或者抗阻训练：也对免疫系统有益。这类训练能够增加肌肉含量，提高基础代谢率，从而有助于身体维持一个更为健康的内部环境。健康的身体环境是免疫系统正常工作的基石。

除了运动，饮食、睡眠和心理健康也与免疫系统功能密切相关。均衡的饮食能够提供身体所需的营养素，支持免疫系统正常运作；充足的睡眠有助于身体恢复和修复；良好的心理状态能够缓减压力，避免免疫系统的功能受到抑制。

综上所述，从专家角度来看，适量运动确实能够提高免疫力，但需要结合饮食、睡眠和心理健康等多方面因素来综合考虑。

健康
加油站

虽然适量运动对免疫系统有益，但过度运动或长时间的高强度运动可能会导致免疫系统功能暂时性下降。因此，为了维护和提高自身免疫力，建议每个人都应该根据自己的身体状况和运动目的进行合理安排，以确保运动对免疫系统的积极影响。

四、运动会降低免疫力吗

运动会降低免疫力吗？这个问题的答案并不是绝对的。适量运动通常能够增强免疫力，通过促进血液循环、提高免疫细胞活性等方式来增强机体的防御能力。然而，过度或高强度的运动可能会导致身体过度疲劳，进而暂时降低免疫系统功能。因此，运动对免疫力的影响是复杂的，适量运动有益，但过量运动则可能产生相反的效果。

听专家说

运动对免疫力的影响取决于多种因素，包括运动的类型、强度、频率以及个体的基础健康状况。

适量运动被广泛认为对免疫系统有正面影响。中等强度的有氧运动，如快走、慢跑、游泳或骑自行车等，可以促进血液循环，增强免疫细胞的活性，从而提高机体对疾病的抵抗力。此外，力量训练也被认为对免疫系统有积极影响，因为它能增加肌肉含量，提高身体的基础代谢率，有助于维持内部环境的健康，这对免疫系统的正常运作至关重要。

过度或高强度的运动可能会对

免疫系统产生不利影响。在极端运动负荷下，如马拉松赛跑或长时间的高强度训练，身体的能量储备被大量消耗，可能会导致免疫系统功能暂时下降。这种“开窗期”现象是运动员在高强度运动后容易感染的原因之一。

总的来说，适量运动是推荐的健康行为，可以增强免疫力。重要的是要根据个人的身体状况和运动目的来制订合适的运动计划，避免过度运动对免疫系统造成负面影响。对于那些经常进行高强度或长时间运动的人来说，确保充足的营养摄入、良好的睡眠质量及合理安排休息时间也是至关重要的，以帮助身体恢复并维持免疫系统健康。

健康加油站

如果个体本身存在健康问题，如慢性疾病或免疫功能紊乱，过度运动可能会进一步削弱免疫力。因此，对于特定人群，如术后康复者、慢性病患者或免疫功能受损者，运动计划需要更加谨慎，需要在医疗专业人员的指导下进行。

五、运动与细胞免疫

运动与细胞免疫密切相关。适量运动能够增强免疫细胞活性，促进血液循环，从而增强细胞免疫功能，提高身体抵抗力。然而，过度运动可能导致免疫系统功能受到抑制，增加感染风险。因此，适量运动对维持良好的细胞免疫功能至关重要。

听 专家说

适量运动对细胞免疫具有积极影响，而过度运动则可能对其产生负面影响。

1. 适量运动对细胞免疫的益处

增强免疫细胞活性：适量运动能够刺激免疫细胞的增殖和分化，增加 T 细胞、B 细胞等免疫细胞的数量并提高其活性，从而提高机体抵御病原体的能力。

促进血液循环：运动能够加速血液循环，使得免疫细胞能够更迅速地到达感染部位，及时对抗病原体。

减少炎症反应：适量运动还可通过减少体内炎症反应来支持免疫系统功能。长期规律运动可以降低体内炎症因子水平，对慢性炎症性疾病的预防和治疗有积极作用。

2. 过度运动对细胞免疫的潜在风险

免疫抑制：长时间、高强度的运动可能会导致免疫系统功能暂时下降，通常表现为免疫细胞数量减少、活性降低，使得身体更容易受到感染。

增加炎症风险：虽然适量运动可以减少炎症反应，但过度运动可能导致肌肉微损伤和炎症反应，反而增加炎症风险。

消耗身体的能量与资源：过度运动会大量消耗身体的能量和资源，可能导致免疫系统得不到足够的支持。

因此，为了维持良好的细胞免疫功能，推荐进行适量运动。这通常意味着每周进行至少 150 分钟的中等强度有氧运动，如快走、慢跑、游泳等，以及适度的力量训练，是非常必要的。同时，避免长时间、高强度的运动，以免对免疫系统造成负面影响。

健康加油站

每周进行有氧运动的次数取决于个人的健康状况、运动目的和时间安排。根据世界卫生组织和许多健康专家的建议，成年人每周应该进行至少 150 分钟的中等强度有氧运动，或者 75 分钟的高强度有氧运动，或者两者结合。运动可以分为每周 5 天进行，每天 30 分钟左右。

六、有氧运动与免疫力

有氧运动对免疫力具有积极影响。适量的有氧运动能够促进血液循环，促进免疫细胞和抗体的快速分布，提升免疫应答效率。同时，有氧运动还能增强免疫细胞的活性，提高身体对病原体的识别和清除能力。此外，有氧运动也有助于减轻心理压力、提高睡眠质量，从而间接支持免疫系统的正常运作。但需避免过度运动，以免对免疫系统造成不利影响。总的来说，适量的有氧运动是提升免疫力、增强机体抵抗力的有效途径。

听专家说

有氧运动与免疫力之间存在着密切的联系。适量的有氧运动对免疫系统具有积极的影响，可以提高机体的免疫力，增强抵抗力，降低患病的风险。

（1）有氧运动能够改善心血管功能，促进血液循环，使免疫细胞和抗体能够更快速地到达身体各个部位，及时发现并清除病原体。这有助于增强免疫系统的功能并提高其应答速度。

（2）有氧运动能够增强免疫细胞包括 T 细胞、B 细胞等的活性，这些细胞在身体免疫应答中起着重要作用。适量的有氧运动可以刺激这些免疫细胞增殖和分化，提高其数量与活性水平，从而提高机体对病原体的识别和清除能力。

（3）有氧运动还可以减轻心理压力，提高睡眠质量，这些都有助于维持免疫系统的正常功能。心理压力和睡眠不足都会对免疫系统产生负面影响，而适量的有氧运动可以帮助缓解压力，改善睡眠，从而间接提升免疫力。

需要注意的是，过度或高强度的有氧运动可能会对免疫系统产生不利影响。长时间、高强度的运动会消耗大量的能量，可能导致免疫系统得不到足够的支持。因此，建议进行适量、适度的有氧运动，根据个人身体状况和运动能力来制订合理的运动计划。

健康加油站

常见的有氧运动包括步行、快走、跑步、骑车、游泳、跳绳、跳健身舞、滑冰、瑜伽、划船等。这些运动不仅能提高心肺功能，还能帮助减少体脂，增强肌肉耐力和力量。

七、无氧运动与免疫力

研究表明，无氧运动与免疫力之间具有一定的联系。适度的无氧运动可以增强肌肉力量和耐力，从而间接提升机体的免疫力。强健的肌群能够更好地支持身体的各项功能，包括免疫系统的运作。然而，过度的无氧运动可能会导致肌肉疲劳和微损伤，这可能会对免疫系统产生一定的负面影响。

听专家说

无氧运动与免疫力之间也存在一定的关联，尽管其影响可能与有氧运动略有不同。无氧运动主要为短时间、高强度的肌肉活动，如举重、冲刺等，这类运动对肌肉力量和爆发力的提升有显著效果。

（1）无氧运动可以增强肌肉力量和耐力，从而帮助身体在面对外界压力或病原体时更有抵抗力。强健的肌群不仅有助于身体的日常活动，还能在一定程度上提升免疫系统功能。

（2）无氧运动不会像有氧运动那样直接促进免疫细胞的循环和分布，但它可以通过增加肌肉含量和提高基础代谢率来间接支持免疫系统。更多的肌肉意味着身体有更多的储备来应对各种挑战，包括病原体入侵。

需要注意的是，过度的无氧运动可能导致肌肉疲劳和损伤，这可能会暂时削弱免疫系统功能。为了维持良好的免疫功能，建议将无氧运动与有氧运动结合，制订一个均衡的锻炼计划。

健康加油站

常见的无氧运动项目包括短跑、举重、投掷、跳高、跳远、拔河、潜水等。无氧运动可以提高机体的肌肉力量、爆发力，增加肌肉体积，提高运动速度。但需注意，无氧运动的负荷强度高，难以长时间持续，容易产生疲劳。

八、哪些运动能提高免疫力

健步走、慢跑、游泳和瑜伽等运动，可以有效提高免疫力。这些运动建议根据个人体质和实际情况进行调整，以达到最佳效果。

听 专家说

能提高免疫力的运动多种多样，以下是一些建议的运动方式。

1. 有氧运动

慢跑：可以增强体质，调节血液中中性粒细胞、淋巴细胞等的比例，从而提高机体的免疫力。

游泳：可提高人体对冷的适应能力，增强机体对外界气温变化的适应能力，促进血液循环和代谢，从而调节人体免疫功能。

骑自行车：骑车时血液流动加快，有助于人体新陈代谢和心肺功能的改善，进而增强机体的免疫力。

2. 传统运动

瑜伽：瑜伽的体式练习和呼吸技巧能够促进胸腺激素的分泌，有利于调节身心，同时能够促进血液循环和提高新陈代谢率，进而提高机体的免疫力。

太极拳及其他传统拳法：这些运动可以培育人体气血，调整人体筋骨结构，起到培育正气、抵御外邪的作用。

3. 其他运动

健步走：是一种比较安全的运动方式，建议每天坚持走半小时，能够增强免疫力，提高抗病毒能力。

跳绳：能增强心肺功能，让全身都参与运动，有助于提高免疫力。

总的来说，这些运动可通过不同的方式提高免疫力，包括增强体质、促进血液循环和新陈代谢、调节身心等。然而，每个人的身体状况和运动需求都不同，因此建议根据自己的情况选择合适的运动方式，并咨询专业医生或健身教练的意见。同时，运动应适量，避免过度疲劳，以免对免疫系统产生负面影响。

健康

加油站

1. 慢跑和快走的具体建议

每周进行3~5次慢跑或快走；每次运动时间为30~60分钟；保持中等强度，即能够正常说话但不能唱歌的程度。

2. 瑜伽的具体建议

每周进行2~3次瑜伽练习；每次练习时间为45~60分钟；选择包含体式调整、呼吸练习和冥想的综合瑜伽课程。

3. 游泳的具体建议

每周游泳2次或3次；每次游泳时间为30~45分钟；尝试不同的泳姿，如蛙泳、自由泳等，以全面锻炼身体。

第九节 运动与肌肉、骨关节健康

一、颈椎病患者日常该如何运动

随着科技的进步，以及现代办公方式的急速发展，人们的日常工作和生活已经离不开电脑、手机等电子产品。很多上班族在工作一天后深受脖子疼痛的困扰，严重时已经影响心情甚至影响日常工作和生活。很多人会有一些疑问，比如上班族如何通过运动缓解颈部不适症状？哪些运动比较合适？什么时候做合适？这些运动安全吗？其实，颈椎病是可以通过适当的运动来改善的，但是是有条件的。

听专家说

1. 颈椎病的五种分型

颈型颈椎病：主要症状是由颈部肌肉劳损导致的，通常表现为颈部酸胀、疼痛、发沉、发僵等，常见于长期久坐伏案的人群，最适合通过运动缓解不适症状。

神经根型颈椎病：通常伴有一侧上肢放射性疼痛，有时候还伴有手部麻木。

脊髓型颈椎病：颈椎间盘向中央突出压迫脊髓所致，主要表现为上肢或下肢肌力减退、“踩棉花”感。

椎动脉型颈椎病：椎动脉在关节处受压，导致大脑供血不足，常会引起头晕、眩晕等症状。

交感型颈椎病：退变因素（如椎间盘突出、小关节增生等）以及颈椎不稳会刺激交感神经，从而引起头晕、恶心、呕吐、胸闷、气促等一系列反射性交感神经症状。

2. 颈型颈椎病的锻炼方式

颈椎屈伸、侧屈、旋转： 颈椎的屈伸（低头、抬头动作）、侧屈（耳朵贴肩膀）、旋转（看向一侧），每个动作缓慢地做 10~15 次，末端维持 1~2 秒，感受牵拉感，此为 1 组，做 1~2 组。

耸肩： 用力耸肩 3 秒、用力沉肩 3 秒，做 10~15 次。

肩环绕： 双侧肩关节向前和向后进行环绕运动，做 10~15 次。

斜方肌拉伸： 坐姿，右手置于身体后侧或抓住凳子下缘，左手屈曲置于头部右后方。头部屈曲，左侧屈，并向右侧旋转，左右手同时施加一个相反的牵拉力，从而伸展右侧斜方肌。牵拉 20~30 秒，做 1~3 组。反之亦然。全程注意保持坐直的状态。

“W”锻炼： 坐姿或站姿，双侧上肢上举，手面朝前，然后屈肘下拉，感受背部肌肉挤在一起的感觉，末端维持 2~3 秒，10~15 次为 1 组，做 1~2 组。

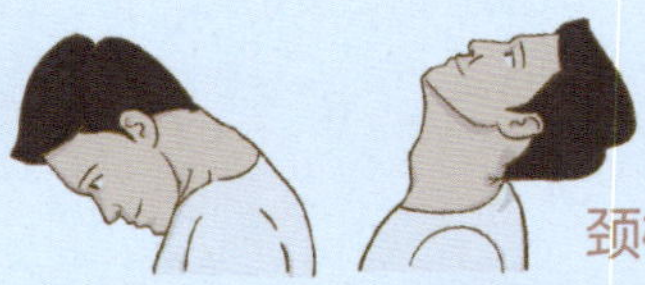

颈椎屈伸

颈椎侧屈

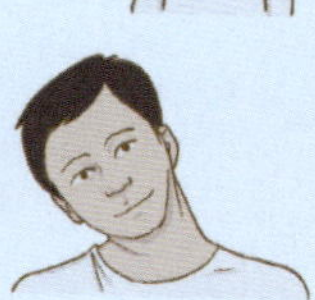

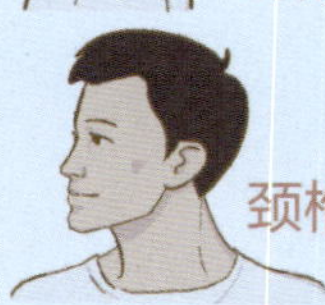

颈椎旋转

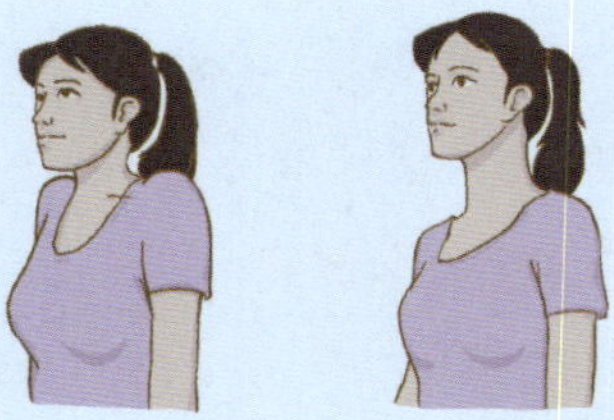

耸肩

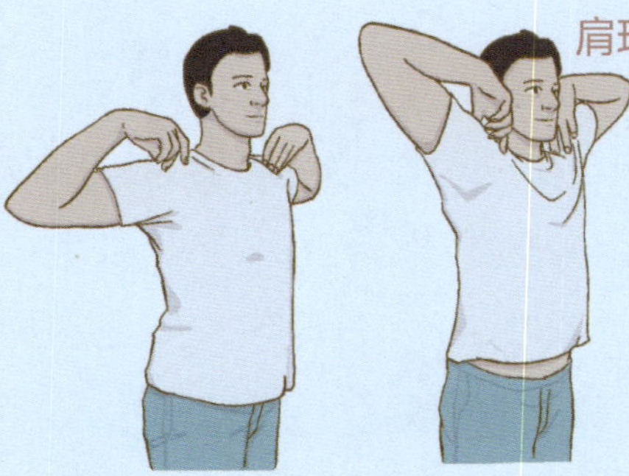

肩环绕

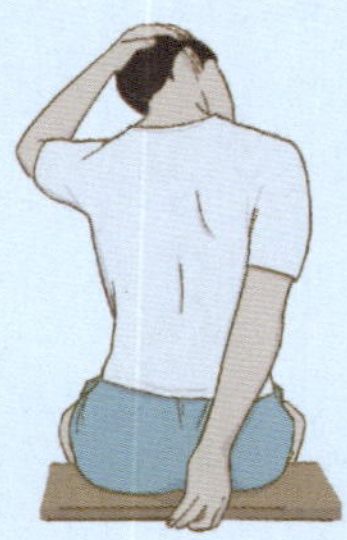

斜方肌拉伸

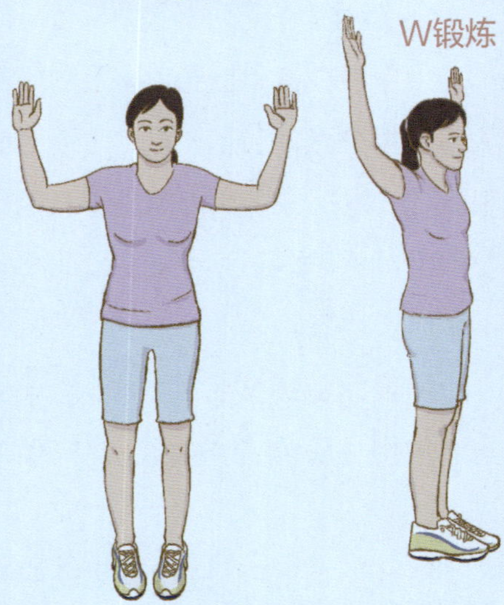

W锻炼

健康加油站

颈型颈椎病颈部酸胀、疼痛等症状可以通过锻炼来改善，甚至伏案办公后肩颈疲劳等症状也可以通过锻炼来缓解。但是如果症状持续加重，出现上肢麻木或上、下肢无力等症状，需要及时就医。研究表明，减少久坐能有效地避免“颈椎病”。根据最新文献报道，每伏案工作 30~60 分钟，主动打破 5~10 分钟，可有效避免颈椎或颈部不适症状，如站起来，活动一下，做做康复动作、去茶水间喝喝水、看看窗外等。

二、肩关节疼痛患者日常该如何运动

“五十肩”“冻结肩”想必很多人都听说过或经历过。如果肩关节出现疼痛或者活动受限，可以通过运动来缓解吗？答案是可以的。肩关节疼痛或活动受限时，可以尝试进行康复运动来缓解症状。如果症状有所改善，自然是理想的结果；但如果症状持续加重，请务必及时就医，寻求专业医生的帮助。

听专家说

常见的引起肩痛的疾病为肩周炎和肩袖损伤，两者的主要区别在于病因、疼痛性质、肩关节活动度等。

无论患者出现肩周炎还是肩袖损伤，都应及时接受治疗，避免延误病情造成不良后果。建议轻症患者先居家训练，但是如果疼痛较为明显或关节受限影响生活，建议尽快就医，可以到医院康复医学科就诊。肩关节问题通常会采用理疗消炎镇痛、促进积液吸收的方法，或通过手法治疗松解粘连的肩关节，并结合康复训练等方式进行综合治疗。

1. 物理治疗

物理治疗，简称理疗，包括中频电疗法、磁热振疗法、脉冲磁疗、高频短波

肩周炎和肩袖损伤的区别

	肩周炎	肩袖损伤
病因	肩关节及周围软组织发生退行性改变所导致，与长时间过度劳累等因素有关	肱骨大结节反复超常范围急剧转动，或者喙肩韧带反复摩擦所致，与创伤等多种因素有关
疼痛性质	肩周炎患者会感觉肩部疼痛，在活动时会伴有僵硬或疼痛加重的现象	肩袖损伤患者会出现肩关节前外侧和三角肌区域疼痛，且伴有肌肉痉挛等症状
肩关节活动度	肩周炎患者会出现肩关节局部粘连，且伴有活动受限	肩袖损伤患者会出现主动活动受限，被动活动一般不受限。但是临床上很多延误治疗的患者出现肌肉关节粘连后，肩关节主、被动活动均受限

疗法、激光疗法、冲击波疗法等，对肩关节损伤有消炎镇痛、缓解肌肉痉挛、促进积液吸收等作用。但是每个人对某种理疗方式的反馈不一样，建议患者在附近的医院进行治疗，医生根据症状选择适合的理疗方式，缓解肩关节不适症状。很多人还会问可以买一些家用的理疗设备吗？其实家用的理疗设备和医院的还是有一定区别的，建议有条件、有时间的患者先去医院接受治疗。如果实在没有时间或受其他因素限制，可以尝试家用理疗仪，但是一定要注意安全，防止烫伤、电灼伤等。如果症状持续加重，建议及时就医。

2. 康复训练

活动肩关节：俗话说，肩、颈是一家，很多肌肉是协同工作的，所以肩关节疼痛患者可以做前文所述耸肩、沉肩、肩环绕等动作。

爬墙练习：面对墙自然放松站立，离墙约一脚长的距离，然后双侧上肢放在墙上，缓慢向上移动，可以用手指辅助攀爬，直至感受到肩关节周围牵拉的感觉——轻度疼痛可耐受的程度，维持 5~10 秒，然后缓慢恢复站立，重复 10~15 次。注意身体始终保持平板状态，尽量不要腰部用力凹或撅屁股，保护腰部；下落时如果患侧较为艰难，可以健侧辅助下落。

侧方爬墙：身体侧对墙，手掌贴墙，缓慢向上攀爬，缓慢下落。注意事项同爬墙练习。

棒操辅助运动：可以利用木棒，以健侧辅助带动患侧，在卧位或站立位进行肩关节活动度练习，分为上举、侧举、外旋、背手等运动。如下图，注意动作末端保持可耐受的轻度疼痛程度，不要过度牵拉，健侧多发力辅助患侧活动。每个动作10~15次为1组，每次做1~2组，每日可进行2次或3次。

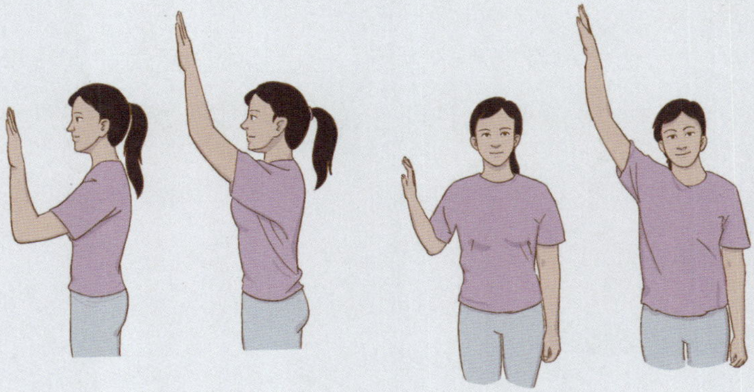

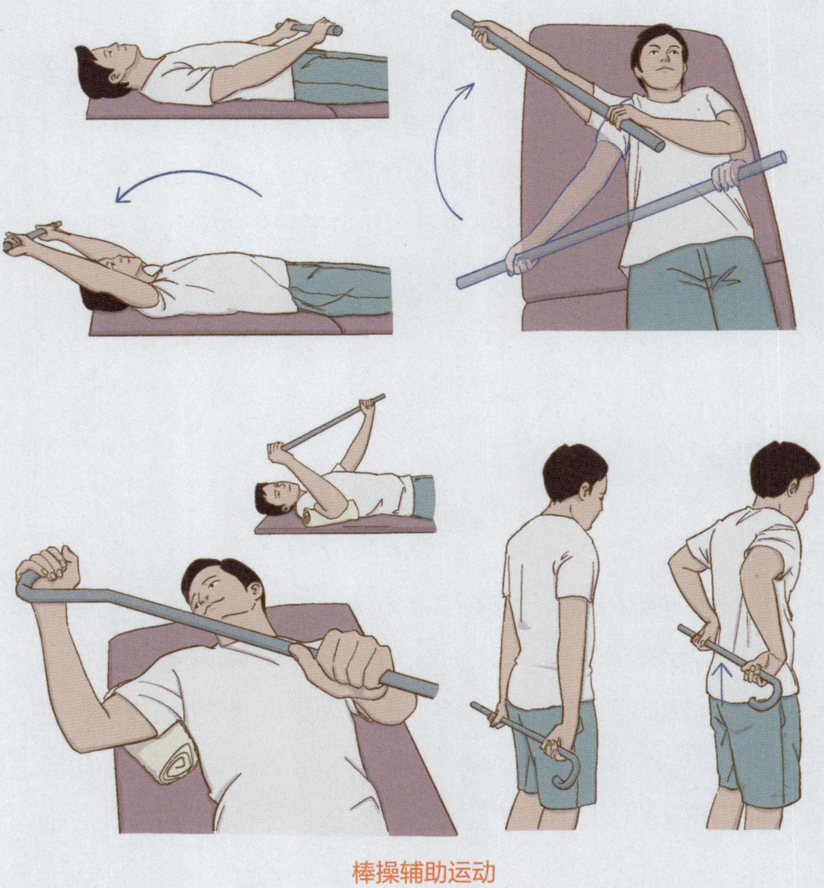

棒操辅助运动

健康加油站

肩关节疼痛保守治疗恢复需要一定的时间，甚至有些患者会反复，如果出现症状加重要及时就医。有一部分患者保守治疗效果一般，在这种情况下，建议考虑手术治疗。但是手术前后最好到康复医学科进行针对性训练，这样能更快地恢复关节功能，提升生活质量。

三、急性腰痛该怎么办

“睡一觉起来，发现自己动不了了，腰很疼，甚至起不了床”“腰扭了，动不了了”“运动时不小心抻到腰部，然后腰越来越疼”，很多人有过上述经历，急性腰痛发作该怎么办？其实，急性腰痛患者最需要的就是休息，也可以配合一些理疗或药物治疗。但是很多人觉得休息就是平卧，一点儿都不动，却不知这样反而不利于腰痛的恢复。急性腰痛患者也可以进行一些柔和缓慢的活动，这样更加利于腰痛的恢复。

听专家说

1. 急性腰痛患者该如何正确休息

平卧休息肯定是最好的，可以在膝关节和头下方各放置一个枕头或者卷成卷的浴巾，可以将肩部轻微抬高。侧卧休息也是可以的，可以使位于上方的膝关节屈曲，在两侧膝关节之间放置一个枕头，骑着枕头休息。当然有的人觉得趴着睡更舒服，可以在肚子下方放置一个垫子，使腰部适度弯曲。选择何种休息方式，应根据个人的舒适度来决定，让自己没有那么难受，腰部舒适即可，可以适当地变换体位休息。

2. 急性腰痛在家里如何缓解

一般来说，不是很严重的急性腰痛，建议选择热敷来缓解。因为热敷可以改善局部血液循环、缓解肌肉痉挛。建议家中常备一个蜡敷包或者盐袋，急性腰痛时可以热敷15~20分钟，每日根据情况热敷1~3次。当然如果是腰椎间盘突出压迫神经根引起的急性腰痛，腰部持续串麻，疼痛难以忍受，建议及时就医，医生可以采用一些药物治疗；如果压迫引起神经根水肿，可能需要使用一些脱水药物，此时热敷是不适合的。

3. 急性腰痛患者可以做理疗吗

答案是肯定的，可以在附近的医院进行理疗。高频短波疗法、激光疗法、磁疗等都有镇痛作用，可以根据自身情况和医生的评估，选择合适的理疗方式进行治疗，建议每天都做，这样效果更好。

4. 急性腰痛患者该如何进行运动

急性腰痛患者主要以休息为主，但是也不能连续卧床4~5天，一点儿运动都没有。建议进行一些柔和缓慢的、其他部位的运动，比如下肢踝泵运动、缓慢的下肢屈伸运动、夹臂运动、腹式呼吸等。原则是不引起腰痛加重，适当地活动活动，也可以在室内慢慢走动等。如果长期卧床没有运动，反而不利于腰痛的恢复。

健康加油站

急性腰痛患者可以佩戴腰围吗？答案是可以的。建议急性腰痛患者佩戴腰围，给腰椎以保护，当然配合运动效果更好。但是不建议将腰围作为日常生活中的常规佩戴，因为长期依赖腰围支撑会导致核心肌群缺乏锻炼，进而使核心肌肉力量减弱，更容易诱发腰痛。慢性腰痛患者建议通过运动来增强腰背肌力量，核心更有力量后才能减少和避免腰痛的发生。

四、慢性腰痛患者日常该如何运动

“我腰疼”“昨天开会坐久了，我的腰又酸了”是很多伏案办公的上班族最常挂在嘴边的话，很多人甚至会在下班后选择按摩来放松，但也仅仅是治标不治本。目前全球慢性腰痛的发病率逐年升高，腰痛的诊断与治疗费用给社会带来了巨大的经济负担。其实，慢性腰痛是可以通过核心肌肉锻炼以及缓慢的腰背部牵拉等循序渐进的康复锻炼来缓解的。

听专家说

1. 下腰痛的分型

下腰痛主要分为2种类型，即特异性和非特异性。

特异性腰痛：是指可以明确识别病因或病理生理机制的腰痛，比如腰椎间盘突出或腰椎滑脱所引起的腰痛。特异性腰痛也是可以通过运动锻炼来缓解的，但是需要在骨科或康复医学科专业医生的指导下进行。

非特异性腰痛：是指在没有明确病因或病理生理机制的情况下出现的腰痛，简单来说腰痛的发生无法确切地归因于特定的解剖结构或病理过程。大多数（约85%）腰痛患者属于这种类型，尤其好发于长期伏案工作、长期站立或从事重体力劳动的人群。这类腰痛可能与多种因素有关，如肌肉紧张、关节炎症、韧带损伤等。对于这类腰痛患者，建议通过康复运动锻炼加强核心肌肉力量，稳定脊柱。

2. 非特异性腰痛的康复锻炼方法

（1）腰背部牵拉：锻炼方法如下，注意牵拉时不应产生疼痛或不适，牵拉强度以自我感觉舒适为宜。

下腰部牵拉：平躺，下肢屈曲，将双脚并拢平放在床上，双侧上肢平举平放在床上，缓慢转动双侧下肢向左侧贴床直至右侧下腰部或右侧臀部感受到牵拉感，维持 3~5 秒，再缓慢转向对侧，做 10~15 次。

书本开合“T”字牵拉： 侧卧位，双侧下肢屈曲，双侧上肢并拢放在床上（胸部水平），上侧上肢向前伸至末端后缓慢打开向后转动，头也同时向后看，感受胸腰背部的牵拉感，需要维持 3 秒，然后复位，重复 10~15 次，换对侧。

猫式伸展： 膝盖跪在床上，双手支撑，呈四点跪位，此时脊柱平行于床面，缓慢地将整个脊柱拱起至最高点同时低头，然后再缓慢落下，下凹腰部配合抬头，全程均匀呼吸，不要憋气，重复 10~15 次。

（2）核心肌肉锻炼

臀桥： 是缓解腰痛的常用动作之一，但很多人做的方法不正确，需要调整。平躺，双下肢屈曲，双脚平放在床面上（与肩同宽或分开一拳的距离），先做夹臀压背的动作，然后再抬臀部，使大腿和躯干保持一个平面，切记不要挺肚子，其间感受臀部发力。需要注意的是，小腿在臀桥起来时应大致保持与地面垂直，很多人双脚放的位置离臀部太远，导致腿部发力大于臀部发力，这样就错了。此动作可以在末端维持 3~5 秒，10~15 次为 1 组，重复 1~2 组。

直腿抬高： 平躺，勾脚（脚尖朝向自己头的方向），然后腿伸直抬起来，感受腿后牵拉的感觉，末端保持 3 秒，10~15 次为 1 组，重复 1~2 组，双侧同时做。注意不要引起不适感，如串麻、牵拉痛等，自己掌握舒适的程度即可。

蚌式开合： 侧卧位，双下肢屈曲，双脚置于躯干和臀的延长线上，膝关节大致屈曲 90°。然后上侧上肢扶在臀部保证活动时臀部不向后旋转，臀部发力使上侧下肢膝关节打开至最大程度（像河蚌一样开合），10~15 次为 1 组，重复 1~2 组，双侧同时做。

当然，若觉得上述动作较为简单，还可以进阶做一些其他动作，如鸟狗式、死虫式、平板支撑、侧方平板支撑等。需循序渐进，贵在坚持。

健康 加油站

有人要说了，医生，不是很多腰痛都建议做小燕飞吗？您怎么没有推荐？其实，小燕飞是可以做的，但是需要把控好运动强度。如可以在刚开始时尝试仅上肢或下肢抬起，但是不要抬得太高，一般以肘或膝离地 1 拳左右的高度为宜。若双侧上下肢同时参与且动作幅度过大，小燕飞不仅对缓解腰痛没有帮助，而且会对腰椎产生过大压力，甚至造成损伤，所以一定要在专业人员指导下进行锻炼。

五、老年人膝关节痛是否需要置换关节

“膝盖疼”“走不远”，不少人到了一定年纪膝盖开始出现相关问题。越来越多的老年人患有膝骨关节炎，膝关节变形和疼痛严重影响日常生活。老年人膝关节疼痛需要做关节置换吗？关节置换安全吗？我看隔壁邻居换了关节后更不能走路了，是真的吗？其实，膝关节疼痛不一定要置换关节，但是如果疼痛严重影响生活，如无法长时间行走、夜晚持续疼痛等，建议去骨科就诊，请医生评估是否有手术指征。目前来说膝关节置换是很安全的手术，但是术前与术后进行康复锻炼更有助于关节功能恢复。

听专家说

1. 什么是膝关节置换

全膝关节置换术，也称全膝关节成形术，是治疗膝关节骨性关节炎/退行性关节病的一种常用手术方法。

若保守治疗无效，手术对患者的生活有积极影响，可以考虑手术。手术一般需要1~1.5小时，术后恢复时间为3~6个月，而术后循序渐进地开展康复训练，对恢复效果至关重要。

膝关节置换术作为一种治疗晚期膝关节疾病的有效手段，已成为临床上常用的手术方式，通过使用人工假体替代已经破坏的关节软骨，达到解除关节疼痛、改善关节功能、纠正关节畸形和获得关节长期稳定的目的。该手术属于择期手术，主要用于老年退行性膝关节骨性关节炎、类风湿关节炎、创伤性骨关节炎等膝关节疾病的治疗。术后1~3天可下床活动，在医生指导下尽早进行膝关节的康复训练，一般术后7天左右可出院。

2. 术后康复可分为三个阶段

术后第一阶段（第1~5天）：此阶段重点是进行关节活动度训练，并控制关节肿胀。比如辅助下的膝关节屈伸训练，医院一般会配有CPM机（持续被动活动机器）帮助活动膝关节，也可以利用加压冰敷的机器控制关节肿胀。此阶段需要避免长时间坐、站立、行走，但是在可耐受的情况下可以利用助行器进行短时间站立或短距离步行。

术后第二阶段（第2~8周）：此阶段以恢复肌肉力量及日常行走等功能性活动为主。可以进行大腿肌肉激活训练（毛巾垫在膝关节下方，腿用力伸直压毛巾）、弹力带抗阻下的膝关节屈伸训练、站立位膝关节屈伸训练、单脚站立平衡训练及上、下台阶训练等。主要目的为循序渐进地增加膝关节活动度以及肌肉力量，做到步行时无明显跛行等，逐步恢复日常生活活动能力。

术后第三阶段（第9~16周）：此阶段患者可以逐步恢复运动，可以尝试进行蹬自行车、扎马步、靠墙静蹲等训练，进一步增强肌肉力量，并在运动中增强膝关节周围肌肉的协调能力；可缓慢尝试跳跃运动等，当然广场舞也是可以慢慢练起来的。

以上只是对这三个阶段运动的简单概述，有条件的患者还是建议术后在康复医院或者社区医院进行规律的康复锻炼，这样能加速术后康复，早日回归正常生活。

健康加油站

膝关节置换可以两侧膝关节都换吗？答案是可以的。膝关节置换就是把损伤的膝关节用人工假体替代，膝关节置换后，疼痛通常会明显减轻。经骨科医生评估后，不少患者被建议一次手术置换两侧膝关节，然后同时进行术后康复训练。这样既节省了时间，也让患者少受罪。如果膝关节疼痛严重影响您的生活，要尽快就医哦！

六、慢性膝关节疼痛如何缓解

前文提到了膝关节置换，但是很多人就是害怕手术。那么有没有办法不手术呢？这就要求助于康复医学科了。慢性膝关节疼痛是可以进行保守治疗的，锻炼膝关节力量是最主要的方式，同时理疗也是有帮助的。所以，慢性膝关节疼痛可以先进行保守治疗，保守治疗无效而严重影响生活时再考虑手术治疗。

听专家说

1. 理疗

对于慢性膝关节疼痛，可以采用理疗缓解症状，促进积液吸收，如中频电疗、磁热振疗法、高频短波疗法等，理疗方式的选择可以咨询康复医学科或附近社区医院的医生。家庭理疗建议以一些温热的保养为主。慢性膝关节疼痛患者一定要多注意膝关节的保暖，尤其是冬天，可以适当地根据自身情况穿戴护膝等。

2. 运动治疗

直腿抬高：平躺在床上，然后勾脚抬腿，与慢性腰痛直腿抬高训练不同的是，建议膝关节疼痛患者抬起 45°即可，然后维持 3~5 秒，缓慢放下。10~15 次为 1 组，重复 2~3 组。

靠墙静蹲：背部靠墙，双下肢与肩同宽，脚尖朝前，大腿与地面成 45° 夹角，静蹲时一定保证小腿垂直于地面，感受大腿发力微微发酸的感觉，维持 30~45 秒，做 2~5 次。注意膝盖一定不能超过脚尖，这样膝关节所受压力较小，可以保护膝关节。

座椅深蹲：坐在椅子上，脚与肩同宽，脚尖朝前，双侧上肢前伸、重心前移直至臀部离开椅面，双侧大腿蹬地发力缓慢站起，站直，然后缓慢弯腰撅屁股坐下（最好能数 5~10 秒再坐下，目的是放慢速度，感受肌肉发力）。做 10~15 次，锻炼腿部力量。

上下台阶训练：上下台阶要求膝关节的力量足够强，所以上下台阶也是对膝关节力量的锻炼。可以选择一个台阶，然后缓慢地上下，依靠支撑腿进行上下、上下的锻炼，感受支撑腿发力时发酸的感觉。注意锻炼时不能有膝关节疼痛，一定要慢慢感受膝关节发力。15 次为 1 组，做 2~3 组，双侧同时做。

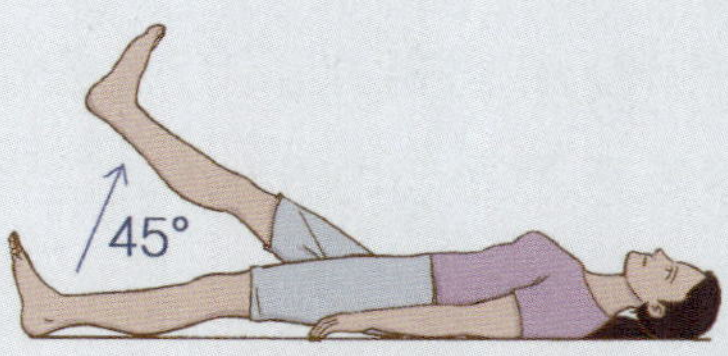

直腿抬高

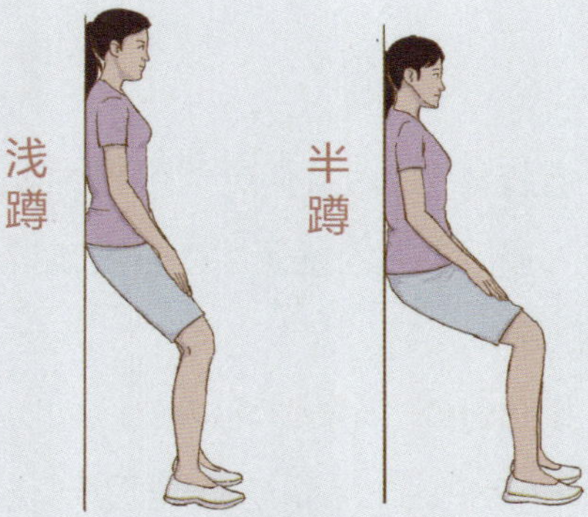

靠墙静蹲

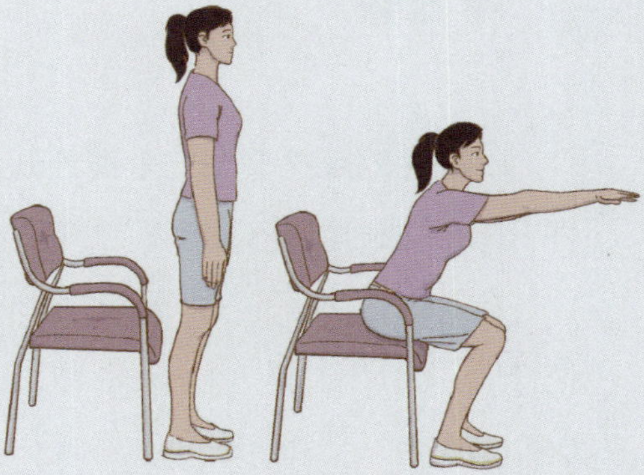
座椅深蹲

健康加油站

临床中常发现，肥胖人群的膝关节问题往往会在较年轻时出现。所以，建议肥胖或超重的人进行减重，这样对全身的关节，尤其是膝关节的压力会小一点儿，从而保护自己的关节。对膝关节比较友好的有氧运动，比较推荐椭圆机、固定功率自行车、游泳等。建议每天做 30~40 分钟中等强度有氧运动，每周 4~5 天。

七、踝关节扭伤患者日常该如何运动

很多人喜欢户外运动，但是一些运动如果热身不充分很容易造成踝关节扭伤。踝关节扭伤后如何处理？能否通过运动来改善？答案是肯定的。踝关节扭伤分为急性期和恢复期两个阶段，不严重的急性期扭伤以冰敷、理疗、休息等为主，控制肿胀，可适当在无疼痛情况下进行一些活动度练习（如果肿胀和疼痛严重，要到医院就诊看是否骨折或需要固定治疗）；扭伤后恢复期可以进行一些全关节活动范围的活动度练习、踝关节力量锻炼，甚至下肢力量锻炼等。

听专家说

1. 急性期踝关节扭伤处理原则（“PRICE”原则和“POLICE”原则）

“PRICE”原则：是指 protect（保护）、rest（休息）、ice（冰敷）、compression（加压）、elevation（抬高受伤肢体）。此原则更建议作为非医疗人员下肢（包括足踝）扭伤或拉伤后的急救措施。

“POLICE”原则：P（protect），即做好保护，防止受伤处再受到伤害；O（optimal）、L（loading），即适当负重，让肌肉不能因为受伤而休息，避免长时间制动引起肌肉萎缩；I（ice），即冰敷，伤后48小时内局部冰敷，用冰水混合物或运动冰袋，每次10~20分钟，每天大于3次；C（compression），即加压包扎患处，适当压力的弹性绷带包裹可减轻肿胀；E（elevation），即多抽时间抬高患肢，高于心脏位置，增加静脉回流，促进消肿。

急性期踝关节扭伤，可在医生的指导下进行理疗，比如脉冲磁疗、高频短波疗法、超声疗法等，对局部挫伤的软组织和韧带有消肿、促进愈合的作用。除此之外，使用肌内效贴布的爪形贴扎法，可显著减轻局部软组织水肿，还可在医生的指导下使用一些药物，常用非甾体抗炎药，主要功效是消炎。急性损伤后会引发无菌性炎症，疼痛大多建立在炎症基础上，通过药物控制炎症后，疼痛自然得到缓解。

2. 踝关节运动锻炼方法

（1）踝关节活动度练习

踝关节活动度练习1：可以将脚放在床边，然后用整个脚踝充分活动去写26个大写字母（ABCD……），向各个方向活动脚踝，做1~2组。

踝关节活动度练习2：脚踝的活动分为两个方向，往下踩（跖屈）-往上勾脚（背屈），以及内翻（内上勾脚）-外翻（外上勾脚），每个方向缓慢做10~15次，一定做到踝关节的最大活动范围，然后末端维持2~3秒，重复1~2组。

（2）踝关节力量训练：弹力带抗阻力量训练，分为背屈、跖屈、内翻、外翻，每个方向做10~15次，重复1~2组。

（3）提踵训练：双脚与肩同宽，脚尖朝前，然后提踵再缓慢落下，10~15次为1组，做1~2组，也可以进阶到单脚提踵训练。

3. 平衡训练

踝关节扭伤后的平衡训练也很重要，有助于脚踝周围的肌肉协同发力。

一字步站立：一脚前、一脚后成一条直线，稳定站立30秒，换对侧。

单脚站立：单脚30秒稳定站立为合格，可进阶到站立在平衡垫（软的泡沫垫）上。

太极拳：也是一项很好的下肢力量、协调性、平衡性的锻炼方法，可以选择太极拳作为日常锻炼的方式。

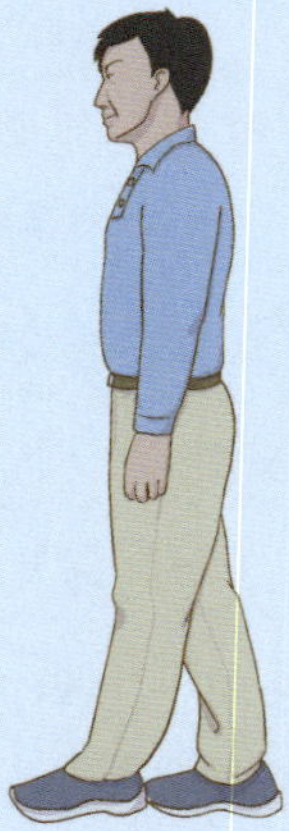

一字步站立

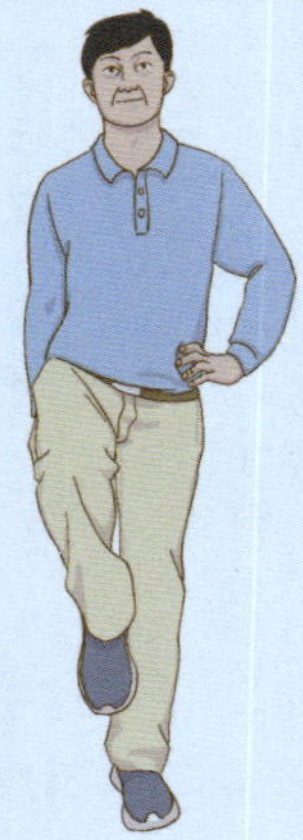

单脚站立

健康

加油站

踝关节扭伤后一定不要制动太长时间，避免引起肌肉萎缩。

严重的踝关节扭伤需要及时到骨科就诊，看是否需要通过手术或制动来治疗，尤其是对于有运动需求的人群，及时进行手术治疗，恢复效果会比保守治疗更好。但即便采取手术治疗，术后仍需要循序渐进地进行康复锻炼。建议术后到康复医学科就诊，在康复师指导下进行锻炼，以加速恢复。

第十节 老年人应如何运动

一、老年人运动前应做哪些评估

随着我国人民生活水平的提高，越来越多的人认识到规律运动有益于身体健康，参与体育运动的人逐渐增多。对于大多数人而言，参与运动是非常安全的。然而，对有些人来说，运动也可能带来风险，一些老年人出现了运动损伤，如足底、脚踝、膝盖、韧带疼痛，更有一些老年人在运动中及运动后出现了胸闷、胸痛、头晕等急性心脑血管问题，甚至发生心源性猝死。因此，为了在运动中最大程度地获得健康益处、规避风险，运动前进行健康筛查、风险评估是十分重要的。

听专家说

随着年龄增长，老年人躯体功能逐渐下降，出现了一些老年问题和慢性疾病，这些问题将在运动中带来风险，运动前评估可以规避损伤及意外风险。如何进行运动前评估？

1. 健康和疾病评估

健康评估：老年人在运动前建议接受一次健康评估，以确保没有潜在的健康问题。如有以下任何一项，均为运动前需要接受医学评估的风险人群：有吸烟史，高脂血症，高血压，2型糖尿病，冠心病，脑血管病，周围血管疾病，视网膜病变，慢性阻塞性肺疾病，慢性肾脏病，骨、关节及软组织（如肌肉、韧带或肌腱）疾病，因头晕出现跌倒或意识障碍，有跌倒史等。

药物评估：老年人由于存在多种慢性疾病，需要对正在服用的药物进行评估，以了解它们对运动的影响，确保运动不会与药物发生不良相互作用。

2. 体能与运动能力评估

该项评估有助于制订个性化的运动计划，包括运动类型、运动强度、运动时间、运动频率等要素，主要包括以下几项。

心肺功能评估：尤其是对于需要进行高强度运动的老年人，进行心肺功能评估是非常重要的，以确保老年人能够承受相应的运动负荷。通常采用六分钟步行试验、心肺运动试验来评估心肺耐力。

平衡能力评估：是预防老年人跌倒的关键。通常采用计时起立－行走测试和上肢前伸测试。

肌肉力量评估：肌肉力量是老年人运动能力的重要组成部分，通常使用握力计进行握力测试评估上肢力量，采用起坐测试评估下肢力量。

柔韧性评估：通过伸展运动来评估老年人的柔韧性，柔韧性好的人在运动中更不容易受伤。

躯体功能评估：躯体功能能够反映个体的体能水平，速度越快说明体能水平越高，通常使用 6m 步速测试。该项评估可指导个性化的运动，如运动类型、强度、频率等。

身体各部位关节功能评估：检查老年人的关节是否活动受限，特别是膝关节、髋关节和肩关节等大关节，这些关节会影响运动能力。

3. 运动环境与安全评估

选择安全的运动环境，避免在湿滑、不平整的地面上运动。

健康 加油站

做好运动前评估可以帮助老年人在进行运动前做好充分的准备，降低受伤及意外风险，并确保老年人获得运动所带来的身体和心理益处。同时，老年人在运动过程中也应定期进行复查和评估，以调整运动计划，使其适应身体变化。

二、老年人如何进行运动前热身

随着年龄增长，老年人的身体功能逐渐下降，关节灵活性降低，肌肉力量减弱，更容易发生运动损伤。因此，老年人在运动前应进行适当的热身运动，让身体做好充分准备，使关节更灵活，有效提高身体温度，促进血液循环，逐渐增加心率，改善肌肉柔韧性，使身体提前进入运动状态，降低运动损伤的风险。

听专家说

老年人在进行运动前做好热身运动至关重要，可以帮助老年人更好地适应运动强度、减少运动损伤并提高运动效果。以下为适合老年人的运动前热身运动。

（1）慢走、原地踏步或超慢跑：慢走可以有效提高身体温度，并以一种较为缓和的方式唤醒身体。原地踏步或超慢跑可以更快地提高心率和身体温度，为接下来的运动做好准备。身体较虚弱的老年人可在坐姿下进行踏步训练，方法如下。

操作方法：坐在椅子上，挺直腰背，双手放在大腿上，双脚分开与肩同宽，以自己的速度在原地慢慢进行踏步。

（2）动态扩胸运动：可以有效唤醒胸部、肩部、腰部肌群，预防这些部位的肌肉拉伤。

操作方法：一开始可以双手平举做扩胸动作，然后利用腰部力量左右摆动。

（3）压腿运动：可以有效拉伸腿部肌肉，提高腿部韧带的柔韧性，促进腿部血液循环。

操作方法：平衡能力较好的老年人可以用一条腿站立，将另一条腿搭在一个不高于自己腰部位置的物体上，重心下沉，身体前倾进行拉伸动作。

（4）下蹲练习：是防止老年人发生运动损伤、保持腿部和腰部力量的最佳运动方式之一。

操作方法：站立，双腿略分开与肩同宽，后背保持挺直，缓缓下蹲至大腿与地面平行，然后慢慢起身，可连续做10次。

（5）平衡能力训练：老年人经常进行平衡能力训练，可以有效预防跌倒和脚踝扭伤。

操作方法：单腿站立20秒，再换另一条腿进行练习，每天练习数次。在练习一段时间后，可尝试闭着眼进行练习，以增加难度和挑战性。

（6）关节活动：有助于减少由关节僵硬导致的运动受限，提升运动的灵活性。

操作方法：转动肩膀、扭动腰部、转动踝关节等，逐渐增加关节的活动范围。

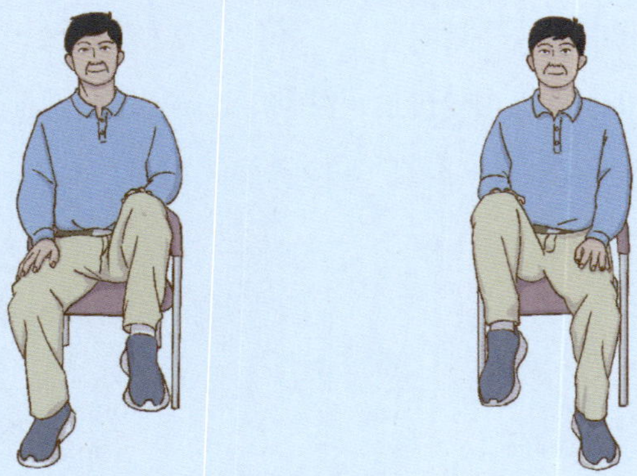

坐姿踏步训练

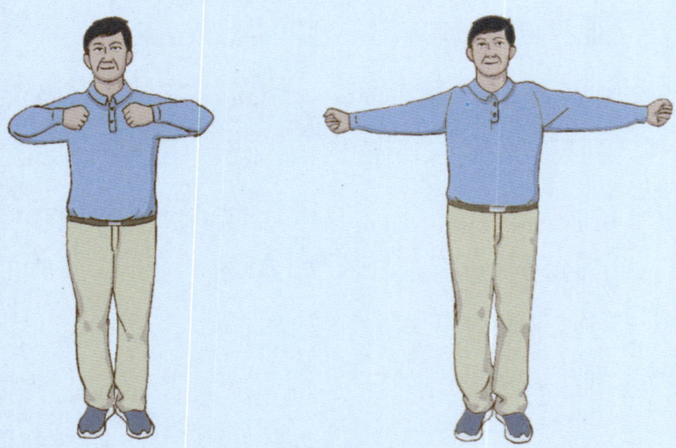

扩胸运动

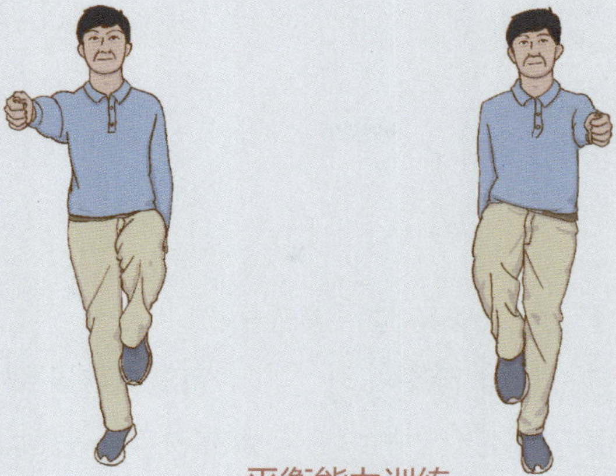

平衡能力训练

健康
加油站

老年人在进行热身运动时，应根据自己的身体状况和运动需求进行选择，应遵循循序渐进、适量的原则。热身运动时间应根据个人身体状况和运动量来决定，一般建议热身运动时间为 10 分钟左右。如果在运动过程中出现身体不适或疼痛等症状，应立即停止运动并寻求医疗帮助。

三、老年人如何进行有氧运动

有氧运动也称耐力运动，是指在氧气供应充足的情况下进行的体育运动，是身体大肌群在较长时间内进行有节奏、持续的运动。积极地进行有氧运动可以增强心肺功能、提高耐力、促进血液循环、提高机体免疫力，减轻身心压力。

听专家说

进行有氧运动是老年人保持健康和延缓衰老的重要方式，以下是一些关于老年人如何进行有氧运动的建议。

1. 选择适合的有氧运动方式

快走：是一种简单且有效的有氧运动方式，老年人可以根据自己的身体状况控制速度和距离。

慢跑：慢跑比快走更具挑战性，老年人需要注意控制速度和距离，避免关节受损。慢跑前应进行充分的热身，选择平坦、安全的场地。

游泳：是一种全身性的有氧运动方式，适合关节不好的老年人。老年人应注意水温和安全问题。

健身操：包括太极拳、广场舞等。这些运动方式节奏明快、动作多样。

骑自行车：在锻炼心肺功能的同时，还能提高老年人的平衡能力和反应速度。需要注意安全，避免摔倒等意外伤害。

2. 有氧运动强度和频率

推荐老年人有氧运动频率为每周3~5次，每周进行150~300分钟中等强度或75~150分钟较高强度的有氧运动，或中等强度和较高强度有氧运动相结合的等效组合。

运动强度的判断方法：通过测量运动中的心率来判断运动强度。

最大心率=207−0.7×年龄。

低强度：最大心率×（40%~59.9%）。

中等强度：最大心率×（60%~74.9%）。

高强度：最大心率×（75%~90%）。

更推荐经过医生评估后制订的运动处方，根据处方中的运动强度进行科学运动。

健康
加油站

老年人进行有氧运动时应选择适合的运动方式，注意运动强度和频率，运动中应密切关注自己的身体状况，监测心率、血压、呼吸等生理指标。如果出现不适症状，如胸闷、气短、头晕等，应立即停止运动并寻求医疗帮助。

四、老年人如何进行力量训练

随着年龄增长，人体肌肉含量逐渐减少，功能逐渐减退，40 岁以后肌肉含量逐年下降，40~70 岁每 10 年下降 10%，70 岁以后每 10 年下降 15%，而肌肉力量比肌肉含量下降得更多，从而导致老年人功能下降，跌倒风险增加。力量训练可以增加或保持骨密度，提高肌肉含量与肌肉力量，保护关节，提高机体运动的平衡性和灵活性，预防跌倒。

听 专家说

老年人进行力量训练时，需要特别注意方法、频率、强度以及安全等，以确保训练的有效性和安全性。需要注意以下几点。

1. 力量训练方式

哑铃和弹力带：可以选择哑铃和弹力带等轻量级器械来增加训练强度。特点是便于携带，可以根据个人情况调整重量和阻力。

自身体重训练：老年人可以首先尝试利用自身体重进行训练，如靠墙半蹲、提踵、俯卧撑、仰卧起坐等。特点是不需要额外的器械，且易于调整难度。

固定抗阻力器械：器械通常具有多个功能，可以针对不同的肌肉群分别进行训练。

2. 力量训练的具体参数

运动频率：每周2~3天（中间休息1天）。

运动强度：训练计划应分阶段进行，从低强度开始，逐渐过渡到中等强度。每个阶段持续一段时间（如4~6周），以便身体适应并产生正向的变化。

运动时长：每个肌肉群进行2~3组训练，每组10~15次，每组间隔1分钟。每次力量训练的持续时间最好保持在30分钟左右，以确保能够充分锻炼身体各个部位的肌肉（上肢、胸背部、腰腹部和下肢等）。体弱者可从每组5次开始，每次力量训练持续10~15分钟。

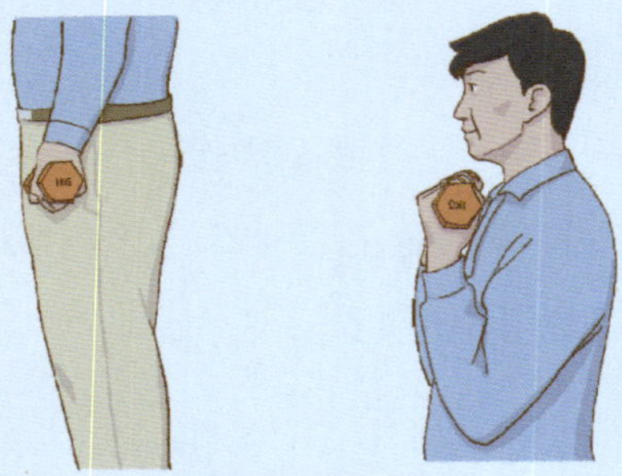

哑铃训练

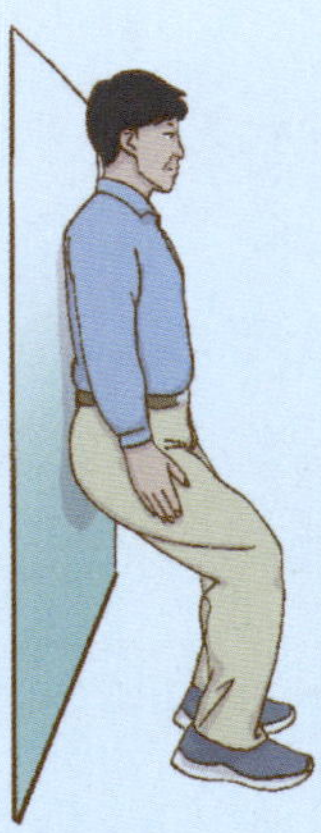

靠墙半蹲

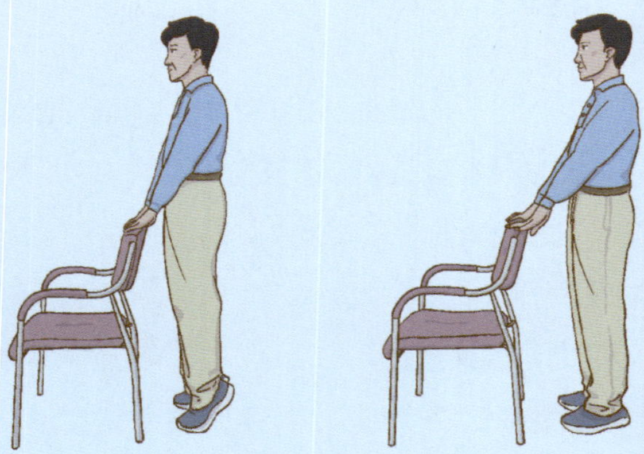

提踵训练

健康加油站

在每次力量训练前，老年人应进行 5~10 分钟的热身活动，以提高肌肉温度、促进血液循环，降低受伤风险。进行力量训练时确保每个动作都按照正确的姿势和呼吸方式进行，避免憋气或用力过猛。力量训练后适当休息，在每组动作之间给予足够的休息时间，以避免肌肉过度疲劳和拉伤。如果感到身体不适或疼痛，应立即停止训练并寻求专业帮助。

五、老年人如何进行平衡能力训练

随着年龄增长，老年人的身体功能会逐渐衰退，并可能同时伴有一些常见的老年健康问题，如神经系统疾病、骨骼和关节疾病、视力和听力下降、其他慢性疾病及药物不良反应等，这些情况均可导致老年人平衡能力下降，日常生活中很容易出现跌倒，严重者引起脑血管意外，或髋关节、腕关节和腰椎等部位的意外损伤，所以老年人进行平衡能力训练是非常重要的。

听专家说

老年人平衡能力下降是普遍现象，但通过科学的运动和适当的训练方法，可以有效改善和提高老年人的平衡能力。

1. 老年人平衡能力训练的具体方法

单脚站立：站立时，尝试将一只脚抬起，尽量保持身体稳定，可以通过逐渐延长站立时间来增强平衡能力。体弱的老年人可以借助椅子或墙壁作为支撑，以保持身体稳定。

坐立转移练习：练习坐在椅子上然后站起来，再回到坐姿，重复多次。这可以帮助老年人增强腿部力量，提高平衡感。

脚跟碰脚尖行走：在行走过程中，尝试用一只脚的脚跟触碰另一只脚的脚尖，这有助于提高步行的稳定性和协调性。

太极拳：是一种动作缓慢且连贯的运动，通过重心移动和动静结合的动作，可以促进交互神经支配，从而提高平衡能力。

交谊舞或广场舞：运动中的前进、后退、旋转等动作可以有效锻炼下肢的活动能力和平衡能力。

2. 老年人平衡能力训练的原则

从稳定体位开始，逐步过渡到不稳定体位；逐步缩小身体的支撑面积，并提高身体重心；从睁眼状态过渡到闭眼状态；从静态平衡逐步过渡到动态平衡。

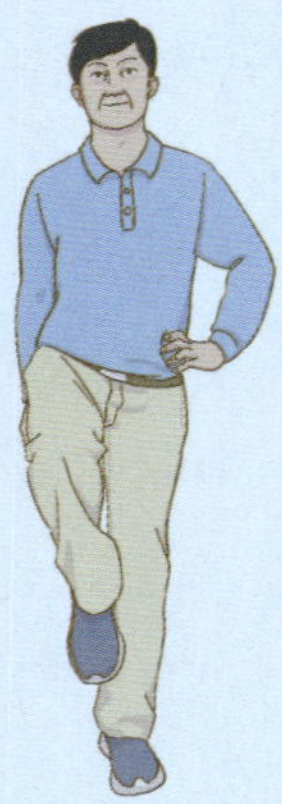

单脚站立

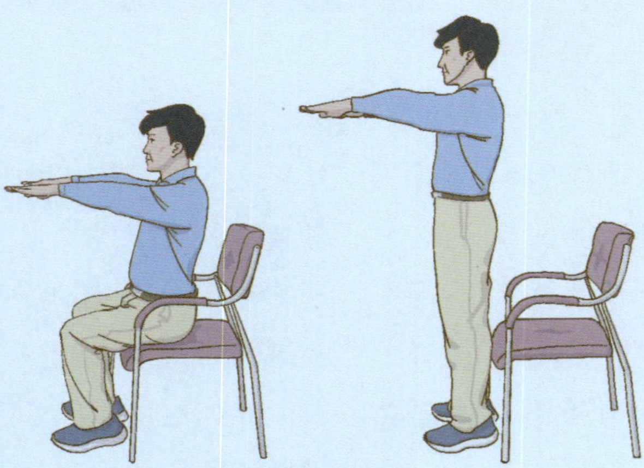

坐立转移练习

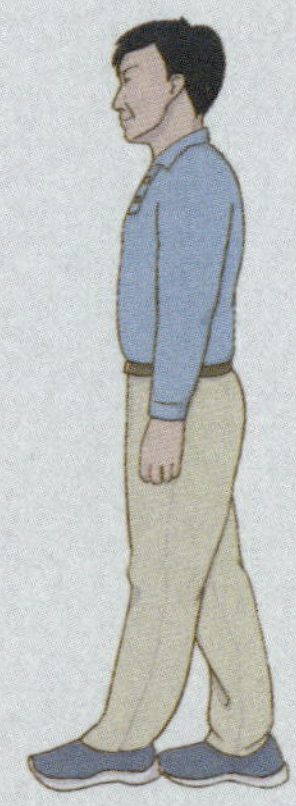

脚跟碰脚尖行走

健康
加油站

平衡能力训练应每周进行，因其风险相对较高，训练时尽量选择运动鞋，在靠近墙壁、栏杆或双杠的位置进行练习，以便随时可以抓住支撑物；活动区域要安全；训练量力而行、循序渐进，避免过度训练导致身体损伤。

六、老年人如何进行柔韧性训练

随着年龄增长，老年人身体的柔韧性会发生显著变化，尤其是颈肩部、腰椎及髋、膝、踝等关节的柔韧性逐渐下降，容易在运动中造成关节损伤，给日常生活带来不便与风险。柔韧性训练也称拉伸训练，可以增加关节活动度和身体自由度，防止运动损伤。

听专家说

老年人进行柔韧性训练，有助于保持关节的灵活性与运动范围，降低受伤风险，并提高生活质量。老年人的柔韧性训练方法和注意事项如下。

压腕：站立或坐位，双手手指交叉，手心向外，缓慢向前、向上伸展手腕，感受手腕或前臂肌肉的拉伸感。

压肩：双手放在稳定的支撑物（如墙壁或栏杆）上，身体与支撑物保持一大步的距离，双脚左右分开，与肩同宽，手扶到适当高度，上身前倾，轻轻向下振动压肩。

压腰：坐在垫子上，两腿伸直，挺胸塌腰并向前屈体，两手尽量伸向前方，使胸部贴近腿部，并保持一段时间。

压腿：坐位，保持身体直立，缓慢向前倾斜，同时用手轻轻触碰脚尖或地面，感受大腿后侧的拉伸感。

压踝：通过脚外侧走、脚尖走、脚跟走和脚内侧走训练，可有效牵拉踝关节韧带。

柔韧性训练要循序渐进，避免过度拉伸和突然用力的动作。在拉伸过程中，应感受到轻微的牵拉感，但不应有疼痛感。保持呼吸，不要屏住呼吸。在柔韧性训练前后，应进行适当的热身和放松活动，以减少受伤并促进恢复。

健康加油站

老年人进行柔韧性训练时，应根据自身情况选择合适的方法，关注身体状况、训练强度、热身与恢复等方面的问题，并注重训练的安全性和有效性。通过持之以恒的训练，提升身体的柔韧性，改善整体健康状况。

七、衰弱老年人适合做哪些运动

在大多数人的认知中，随着年龄增长而出现的衰弱被视为正常的生理现象。事实上，衰弱是一种病症，也叫衰弱综合征。衰弱的老年人就像纸糊的船，外表看起来似乎没什么问题，各项指标都在正常范围内，但却总感觉体力差，浑身没劲儿，一旦经历跌倒、手术、急性疾病等事件，就会像多米诺骨牌被推倒一样，引发一系列连锁反应，导致疾病恢复延迟、住院并发症增多、住院时间延长等。衰弱是一个动态发展的过程，可预防；通过积极干预，如保持良好的生活方式、科学的饮食及适量且规律的运动，可以逆转。

听专家说

衰弱是老年人群中的一种特殊状态，其特征是身体功能全面下降，包括肌肉力量减弱、生理功能减退、身体储备能力下降，以及抵抗应激能力下降。衰弱状态不仅可由某种疾病或营养不良直接导致，而且可以是多种因素共同作用的结果，如年龄增长、慢性疾病、药物不良反应、营养不良、缺乏运动等。研究显示，全球衰弱患病率为 14%，60~69 岁的老年人患病率为 6.5%，80 岁以上老年人患病率为 15.0%~50.0%，90 岁以上老年人患病率高达 65%，患病率随着年龄增长而升高。衰弱老年人身体虚弱、活动能力下降、步态不稳、平衡能力差，导致营养不良、反复跌倒、咳痰不利、反复肺部感染、失能等不良结局。

1. 如何进行衰弱筛查

70 岁及以上人群或最近 1 年内非刻意节食情况下出现体重下降≥5% 的人群，需进行衰弱的筛查和评估。

筛查方法：FRAIL 筛查量表，包括 5 项内容。

（1）您感到疲劳吗？

（2）您能上一层楼梯吗？

（3）您能行走一个街区（500 米）的距离吗？

（4）您患有 5 种以上疾病吗？

（5）您在最近 1 年内体重下降

超过 5% 了吗?

每项 1 分,总分为 0~5 分。0 分:强壮;1~2 分:衰弱前期;3~5 分:衰弱。

2. 如何预防和治疗衰弱

衰弱是一个动态发展的过程,既可能改善,也可能恶化。进行及时、有效的干预可以预防衰弱的发生,已经发生衰弱的老年人可以转为衰弱前期,直至无衰弱。

衰弱的综合干预:积极的生活方式、科学的饮食、适量且规律的运动以及良好的心态,有助于有效控制慢性疾病和老年综合征(如营养不良、跌倒、肌少症、睡眠障碍、痴呆等)。

衰弱的运动干预:对于衰弱的老年人,选择适合的运动非常重要,积极进行有氧运动、力量训练、平衡能力和协调性训练、灵活性和柔韧性训练,坚持安全性、科学性、有效性、持续性、个体化的原则。

健康加油站

衰弱的老年人多为平时活动量较少的人群,运动时应遵循循序渐进的原则,并选择合适的运动方式和强度,应从低强度、短时间的运动开始,逐渐增加运动量和运动时间,根据自身感受和运动后的身体反应来判断运动强度是否合适。一般来说,运动后感到微微出汗、呼吸稍快但能够说话,且第二天没有过度疲劳感,说明运动强度适中。

第十一节 儿童应如何运动

一、儿童的四大健康问题是什么

随着人们生活水平的提高，儿童健康问题得到了全社会越来越多的关注。众多的不健康因素正逐渐侵蚀着孩子们的健康，比如高热量食物（如炸鸡、冰淇淋等）的摄入；电子产品的过度使用，如平板电脑、手机等；长期伏案学习，如写作业、上课外班等。高油、高糖的饮食习惯和久坐不动的生活方式给孩子带来的最直接的危害也体现在儿童最常见的四大健康问题中。

听专家说

危害儿童的四大健康问题分别是近视、肥胖、脊柱侧凸和心理问题。

1. 小眼镜越来越多

儿童视力下降的原因有很多，第一是长期使用电子产品（电视、平板电脑、手机等）；第二是灯具的不规范使用，比如高频闪烁的灯、高能量的灯（如浴霸的灯），甚至玩具上自带的灯或睡觉开灯等，都有可能导致儿童视力下降；第三是户外运动不足。

2. 小胖墩越来越多

高糖、高油的饮食习惯加上久坐不动的生活方式，导致了许多小胖墩的出现，不仅影响美观，更对儿童的正常生长发育造成极大危害。减肥已不再是成年人的专利，“少吃多动”同样适用于儿童的减肥方案。区别于成年人的是，儿童正处于生长发育期，过度节食是不可取的，要吃得健康、吃得有质量才行。另外，通过运动消耗能量也是非常重要的。

3. 小豆芽越来越多

正常的脊柱从后面往前看应该是直的，从侧面看应该有 4 个生理性弯曲。“小豆芽”是在比喻孩子的脊柱是弯的，有的是左右弯（脊柱侧凸），有的可能是前后弯（探肩驼背），总之就是体态的异常。孩子长期的不良姿势会加快脊柱侧凸和探肩驼背的进展。正常的姿态训练，是纠正“小豆芽”的最有效方式。

4. 小情绪越来越多

儿童不仅身体尚未发育完全，心理也未成熟。家庭的氛围、校园的人际关系和学业的压力等都会影响孩子的情绪，各种各样的不良情绪得不到妥善的疏导，就会引起严重的心理问题。运动是一种释放，在一定程度上可以缓解情绪问题。

以上这四大健康问题都与缺乏运动息息相关，适当的体育锻炼对儿童健康是非常重要的。

健康加油站

儿童和青少年进行运动康复时，要注意运动量，尽量选择适合他们的运动方式、运动强度，增加趣味性，提高依从性，并确保运动的安全性和持续性。

二、为什么运动可以预防近视

近视的患病率在整个儿童期都呈现出上升趋势，尤其在青春期发生率最高。近视的患病率有族群差异，在东亚人群中尤其高。据我国国家卫生健康委员会发布的报告，2020 年全国青少年近视率为 53.6%，其中，小学生近视率为 38.1%，初中生近视率为 71.6%，高中生近视率为 81.0%。

听专家说

增加户外活动时间是降低近视发生风险和/或减缓其进展的简单方法，已得到许多观察性研究及临床试验的支持。

户外运动可以缓解眼部疲劳：户外大小、远近的物体，可以调节眼部肌群，让紧张的肌肉放松下来；阳光的照射也同样重要，建议儿童每天在有阳光的情况下，进行2~3小时的户外运动。同时可以进行一些远眺训练。户外运动比较推荐乒乓球、羽毛球、网球、足球等需要视线追随远近物体交替的运动，这样睫状肌可以通过不断地放松－收缩得到锻炼，预防疲劳。

眼部肌群的专门训练也是防治近视的有效方法：眼部周围的肌群在长时间、近距离用眼后很容易产生疲劳，眼部肌群的专门训练是缓解其疲劳的最直接方法。比如，可以训练孩子上、下、左、右地转动眼球，或顺时针、逆时针地旋转眼球，或盯住物体远眺等。

用户外运动取代在家打电子游戏的时间：学生的学习压力较大，当代学生往往通过打电子游戏来缓解学习压力，这是万万不可取的。对于当代学生而言，在学习上使用电子产品的时间已经很多了，希望不要再给眼睛增加压力了。我们要选择户外运动来代替打电子游戏这种不良的缓解压力的方式。

健康加油站

阳光照射对孩子的视力是有好处的，但不要让阳光直射眼睛，比如夏日斑驳的树荫下，就是让眼睛接受日照的好地方。

三、为什么运动可以延缓特发性脊柱侧凸的进展

特发性脊柱侧凸是儿童最常见的三维脊柱畸形，目前病因不明，发病率为2%~3%。特发性脊柱侧凸在青少年时期进展迅速，故青少年特发性脊柱侧凸备受临床医学研究和社会的关注。严重的脊柱侧凸会导致患者自信心下降、心理焦虑、疼痛、肺部并发症和功能受限等问题，给患者自身、家庭乃至社会带来沉重负担。儿童的脊柱就像小树苗一样，处于生长发育期，一旦发现弯曲，就可能向弯曲侧加重，所以我们要靠正确的姿势和特定性训练来治疗侧弯的脊柱，延缓其进展，甚至纠正其侧弯。

听 专家说

目前，特发性脊柱侧凸的病因不明，我们没有办法预防它的发生。但是，当脊柱侧凸发生之后，适宜的运动可以延缓脊柱侧凸的进展，甚至纠正其侧凸。所以，适宜的运动对脊柱侧凸的孩子来说是非常重要的。

传统的脊柱侧凸保守治疗方法有3种，即观察、特定性训练和支具。但随着人们健康意识的提高，“观察”这一保守治疗方法已经不能满足患者的需求，越来越多的患者及其家属选择特定性训练进行干预。所以，目前主流的保守治疗方法就是特定性训练和支具。

国际上特定性训练有很多学派，比如德国的 Schroth 体操、意大利的 SEAS 体操、西班牙的 BSPTS 体操、法国的 Lyon 体操等。近些年国内也建立了很多学派，比如北京协和医院的保守治疗体系、北京体育大学的保守治疗体系等。

特定性训练在儿童中的应用方式主要有以下 3 种。首先，单独应用于 Cobb 角度数较小的青少年特发性脊柱侧凸，延缓或阻止其进展，避免佩戴支具。其次，在佩戴支具前提高脊柱

的活动度和弹性，让支具衬垫的压力给予躯干更好的矫正。再次，联合支具使用，减少佩戴支具产生的不良反应（肌力下降、僵硬、平背等），提高支具的效果且避免在佩戴支具过程中三维矫正的丢失。

健康加油站

脊柱侧凸特定性训练是根据脊柱侧凸的分型进行的有针对性的训练，不是游泳、瑜伽、吊单杠等普适性运动，确诊了脊柱侧凸的患者一定要到正规的医疗机构进行治疗，不要盲目地在家自行训练。另外，目前循证医学证明对脊柱侧凸有效的保守治疗方法只有支具和特定性训练，其他治疗方法（如按摩、针灸、电疗等）均无明显疗效，所以，希望大家不要把时间浪费在没有论证过的治疗方法上面，以免耽误最佳治疗时间。

四、为什么运动可以预防和治疗儿童心理问题

在现代生活中，儿童面临着各种压力与挑战，这些可能对其心理健康产生负面影响，越来越多的儿童出现了心理问题。儿童心理问题的预防要远远大于治疗，不要等到儿童的心理问题严重到需要打针、吃药、住院，才进行干预。上医治未病，家长们要充当“上医”的角色，与孩子多沟通，并会沟通，陪伴孩子平稳度过青春期。陪伴孩子运动是有百利而无一害的。

听专家说

运动不仅有益于身体健康，也有益于心理健康。在现代生活中，健康的心理可能比健康的身体更重要。运动是一种“纯绿色”又高效的预防和治疗心理问题的方法。

运动可以缓解压力，减少负面情绪。运动时分泌的多巴胺、内啡肽等物质可以缓解焦虑、抑郁等不良情绪，使心情变得愉快。运动中往往需要克服困难才能达成目标，这也是树立自信、建立良性循环的过程。运动后的疲劳感有助于促进睡眠，充足的睡眠也是减少负面情绪的有效手段。

选择适当的运动来预防和治疗心理问题。我们尽量选择目的性强的运动，比如进球或得分式运动，包括乒乓球、羽毛球、网球等。这类运动需要集中注意力，可以让运动者暂时摆脱原本的压力。另外，挥拍、抛球、踢球等动作可以最大程度地让孩子发泄不良情绪。有不同心理问题的人，需要选择不同的运动方式来缓解，偏狂躁的患者尽量选择安静的体育运动，如太极拳、瑜伽等，而不建议选择拳击等对抗性较强的运动。

希望儿童也成为热爱运动的人群，即每周进行 3~5 次，每次 40~60 分钟中等强度以上的运动。结合孩子的特点，可以选择有氧运动或有氧与无氧运动相结合，最好是有阳光照射的户外运动。同时，鼓励孩子多参加集体运动、团队合作的运动，比如足球、篮球等。

健康加油站

儿童的心理问题一定要及早干预，当得知孩子有心理问题后，家长一定要沉着冷静，控制好自己的情绪，不要让自己的紧张、焦虑情绪再反作用到孩子身上，造成恶性循环。

五、如何进行脊柱侧凸的家庭自查

“早发现、早治疗”是脊柱侧凸的治疗原则。目前国内已经有很多城市将脊柱侧凸的筛查纳入学校常规体检，希望可以尽早地发现脊柱侧凸。我们也可以进行家庭自查，父母是孩子脊柱健康的第一责任人，希望每一对父母都可以学会脊柱侧凸的家庭自查方法，为孩子的脊柱健康保驾护航。

听专家说

求人不如求己，脊柱侧凸的家庭自查是对孩子脊柱健康最好的检测。学校体检固然是好的，但有些学校并未普及脊柱侧凸的筛查，有时时间间隔过长，没有办法时时监测孩子的脊柱情况，所以父母一定要学会家庭自查，早发现、早治疗。

1. 国际通用的 Adam’s 试验

进行脊柱侧凸家庭自查前需要在手机上下载一个叫作“水平仪”的软件。自查时让孩子上身衣服全脱或穿紧身衣物，充分裸露后背或显示后背，光脚放松站好，孩子背朝着家长，慢慢弯腰，家长站在孩子的正后方，将手机竖直地横向放置在孩子脊柱的棘突上（即突起的脊柱上），读取手机屏幕上的数据。一般 5° 之内都是正常允许范围，大于 5°，就高度怀疑孩子可能有脊柱侧凸了，需要家长带孩子去医院就诊，听取医生的建议。

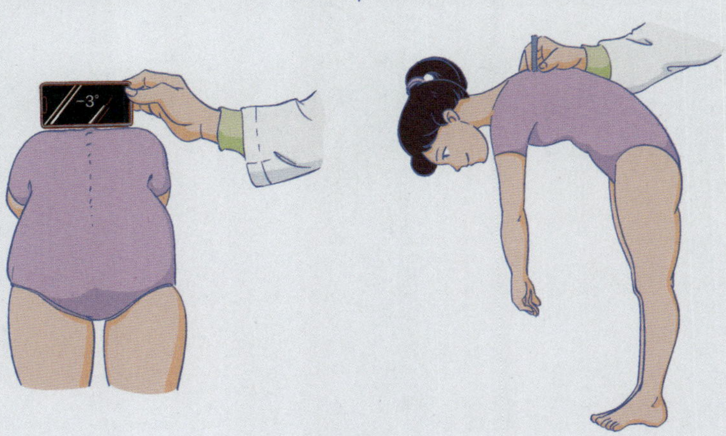

2. 脊柱侧凸的家庭自查还需要检查哪些方面

如果上述检查结果是阴性的（小于 5°，就是没有问题），我们需要进行下一项检查，一共分为五步。

（1）检查孩子躯干左右两侧的线条是否对称。不论孩子胖瘦，他躯干两侧的线条应该是对称的。

（2）在孩子第 7 颈椎（孩子极限低头后，颈部后方最突出的骨头通常是第 7 颈椎）的位置画一个十字，看它是否在臀缝的正上方。一般第 7 颈椎应该是在臀缝的正上方，如果发生偏移，说明孩子有体倾。

（3）看孩子的鼻尖是否在肚脐的正上方。一般鼻尖应该是在肚脐的正上方，如果发生偏移，说明孩子有体倾。

（4）看孩子双侧肩膀是否等高。正常情况下，双侧肩膀应该是等高的。

（5）看孩子双侧肩胛骨是否等高。正常情况下，双侧肩胛骨应该是等高的。

在这 5 项检查中，如果 3 项或 3 项以上有问题，则高度怀疑孩子存在脊柱侧凸的问题，建议家长带孩子去医院就诊，听取医生的建议。

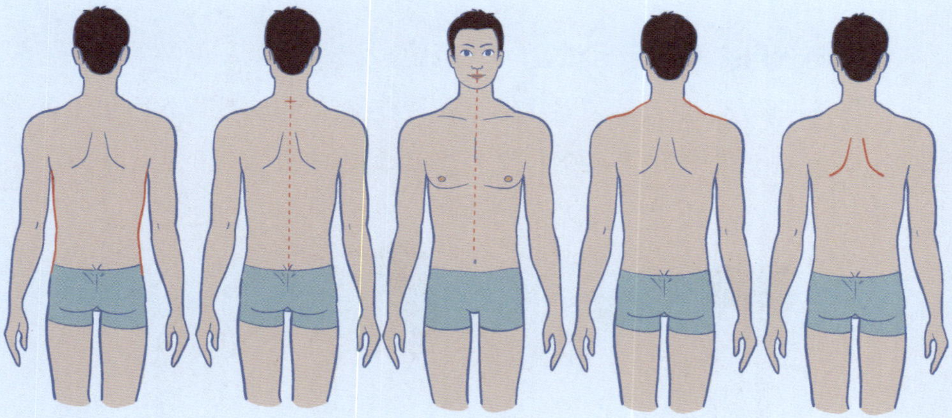

健康加油站

脊柱侧凸的家庭自查是家长们的必修课，家长们不必紧张、焦虑，发现问题及时处理才能取得最好的效果。

六、儿童长短腿怎么办

儿童生长发育期常见长短腿，有的是可以自身代偿的，有的则需要临床干预。长短腿是怎么发现的呢？有的是孩子自己发现的，比如女孩子不愿意穿裤子，爱穿裙子，因为穿裤子总是有一边的裤脚磨地，不舒服；有的是家长或老师看出来的，孩子走路的时候有些跛行或者摆髋不对称；有的是做其他检查时被医生发现的。

听专家说

儿童长短腿是很常见的，有的需要治疗，有的则无需治疗。家长们不要焦虑，一般成年人 1.5 厘米之内的长短腿是可以通过自身代偿来适应的，不会对人体造成什么伤害。只是孩子年纪小，正处于生长发育期，希望早发现、早治疗，以免病情加重。

1. 长短腿的家庭自查

让孩子平躺在床上，踝关节伸出床沿外，先让孩子屈膝，抬起臀部再放下，起落三次，再让孩子伸直下肢，踝关节再次伸出床沿外，这时孩子双下肢已经处于放松中立的位置。我们在孩子左、右内踝（踝关节内侧突起的骨头）的下缘各画一条线，测量一下这两条线相差几厘米，这就是双下肢相差的长度。

2. 长短腿如何治疗

病理性长短腿可能需要手术干预，功能性长短腿一般可以靠功能锻炼和矫形鞋垫进行治疗。功能锻炼需要找出引发长短腿的原因，有的可能是髋关节的问题，有的可能是平足症等。总之要到正规医疗机构进行评估，根据具体的问题，进行有针对性的训练或治疗。如果需要佩戴矫形鞋垫，大概分为两种情况，一种是仅需补高，这种就比较简单，可以自行在短下肢侧垫增高鞋垫，一般不超过 1.5 厘米；另一种是由平足症引起的双下肢不等长，这类矫形鞋垫以纠正平足症为主，所以需要辅具师对患者进行评估测量，才能制作出有治疗意义的矫形鞋垫。

健康 加油站

长短腿也会引起其他疾病，比如脊柱侧凸、髋膝疼痛、平足症等，因为双下肢不等长会造成骨盆倾斜，从而使脊柱发生侧弯；双髋、双膝、双足若长期处于不对称的受力状态，也容易产生疼痛。所以，长短腿本身可能危害并不大，主要是其导致的其他疾病需要引起我们的重视。

七、如何区别儿童驼背和翼状肩

有一种驼背，叫“我妈觉得我驼背”。现在越来越多的家长都非常在意孩子的体态问题，尤其驼背，在家长眼里是个大问题。那么孩子是否真的有驼背问题呢？我们还真需要好好鉴别一下。首先，我们要知道人体的脊柱从侧面看不是直的，它有 4 个生理性弯曲，比如，颈椎是向前凸的，胸椎是向后凸的，腰椎是向前凸的，骶椎是向后凸的。所以，胸椎向后凸是一个正常的生理性弯曲，这并不表示驼背，但是这个生理性弯曲是有正常范围的，一般 10°~40° 是正常的，<10° 是平背，>40° 才定义为驼背。

听专家说

孩子的驼背问题是需要解决的，但不能盲目地下定义，我们一定要好好鉴别一下孩子是否真的驼背，不要杞人忧天，不要过度治疗。

1. 驼背大致分为两种

驼背，一种是姿势性的，常发生于站立不直或姿势懒散的儿童，这种驼背往往可以通过姿势的调整得到纠正；还有一种是病理性的，如休门氏病，是结构性的脊柱后凸，这种驼背无法通过自我调整来纠正，有时伴有疼痛或僵硬感。驼背的治疗主要包括自主锻炼（进行拉伸和增强背部肌肉力量的运动）和佩戴背部支具（如矫姿带等）。

2. 驼背和翼状肩如何区别

有一种从外形看像驼背，其实不是驼背的疾病，大家一定要会学鉴别，那就是翼状肩，尤其在瘦弱的孩子中比较常见。正常的肩胛骨是紧贴在胸壁上的，当孩子较瘦且肌肉力量又不够的时候，两侧的肩胛骨内侧缘就会翘起来，不能很好地贴在胸壁上，像两个小翅膀一样“飞起来”。穿上衣服以后，翘起的肩胛骨会把衣服顶起来，看上去就像驼背一样，不仅影响美观，也会产生疼痛。翼状肩的治疗与驼背不同，需要特别加强前锯肌的锻炼。推荐练习类似拳击中的出拳动作，例如打沙包、推墙和俯卧撑等。

健康加油站

驼背和翼状肩的训练是不一样的，所以大家一定要学会鉴别，才能取得最佳的治疗效果。

八、儿童正确的坐姿是怎样的

我国儿童和青少年面临较大的学业压力，需要长时间地伏案学习，所以没有足够的时间进行体育锻炼。“久坐不动”的生活状态可能是我们无法改变的，但起码我们可以做到在久坐的同时，不要伤害我们的脊柱，所以正确的坐姿对孩子们来说是至关重要的。

听专家说

不良的坐姿会给孩子的脊柱带来不可逆的损伤，轻的可能驼背、探肩，影响美观；严重的可能产生疼痛或者加重侧弯，需要临床干预。所以，正确的坐姿是非常重要的。

一个地基：正确的坐姿，首先要有一个良好的地基，如果我们的地基都是歪的，那脊柱是不可能直的。我们的地基就是坐骨结节，坐骨结节就是臀部下方左右各一块的大骨头，一般我们坐位时左右晃动一下，就能感觉到这两块大骨头，这就是我们的地基。如果我们坐得比较靠前，重心就在大腿上了；如果我们坐得比较靠后，重心就在尾椎上了，这都是不对的。

第一个力：地基打好之后，要发一个竖直向上的力，就是我们的头顶轻轻向上顶天花板的感觉。我们一般坐下来的时候是很懒散的，歪着，驼着，拧着。只要我们把头顶轻轻顶向天花板，上述问题就都解决了。

第二个力：是微微收腹的力。很多孩子久坐之后腰痛，微微收腹的力可以让孩子腰椎周围的肌肉都被调动起来，更好地保护腰椎。

第三个力：是收下颌的力。随着康复理念的普及，已经有越来越多的人知道不能长期低头看书、看电脑，要把书或电脑放在与视线平齐的位置，于是可以升降的书架、电脑架等应运而生。但很多人不知道的是，平视状态下颈部前探，同样会给颈椎带来负担。我们要发一个轻轻收下颌的力，这个力不是抬头，而是将下颌水平往后收，如果收得很多的话，会看见“双下巴”。我们不需要很用力地收下颌，只要我们的耳垂在肩膀的正上方就可以了。

以上的一个地基和三个发力组合到一起，就是一个正确坐姿。希望大家都能够在正确的坐姿下进行日常活动，这样才能更好地保护我们的脊柱。

健康加油站

正确的坐姿不仅适合儿童，也对长期伏案工作的上班族有益。尽管年龄不同，坐姿的基本原则是相通的。对于能力较强的青少年或者成年人，可以将椅子换成瑜伽球进行同样的姿势训练，这是一种更高强度的锻炼方式。

九、少儿型和青少年型特发性脊柱侧凸应该如何治疗

特发性脊柱侧凸是未成年人中最常见的一种脊柱畸形，按年龄划分为婴儿型（0~3 岁）、少儿型（4~9 岁）、青少年型（10~18 岁）和成年型（大于 18 岁）。少儿型和青少年型特发性脊柱侧凸的治疗包括手术治疗和保守治疗，通常情况下，若侧凸角度 >40°，则需要考虑手术干预，而角度 <40° 时可以选择保守治疗。保守治疗方法主要有观察、特定性训练以及支具矫形。对于脊柱轻微侧凸、外观没有明显不对称的孩子，可以选择观察，一般每半年复查 1 次；对于侧凸角度 >20° 且仍在生长发育期的孩子，使用支具往往是最佳选择。特定性训练一般适用于不需要佩戴支具的孩子，或者当作配合支具治疗的一种方法。

听专家说

脊柱侧凸特定性训练是专门针对脊柱侧凸患者进行的特殊训练，与游泳、吊单杠、瑜伽等训练不同，不具有普适性，不同类型的患者所进行的特定性训练各不相同。国际上，脊柱侧凸特定性训练的学派较多。

1. 北京协和医院脊柱侧凸特定性训练体系

脊柱侧凸专项评估：包括基础信息、影像学、体能、体态等。

协和保守治疗分型：分为 4 个大型、7 个亚型，共 9 种分型。

自我矫正，无需外界帮助：从三维角度对脊柱侧凸进行自我矫正，根据顶椎（指脊柱侧凸中弯曲最严重、弯曲顶点的椎体）位置的不同，需采用不同的发力方式。

过矫正体操：这类体操的特点是过矫正，比如一个腰椎左侧凸的患者，我们希望他在做过矫正体操的过程中可以做到腰椎右侧凸。

日常宣教：是一项涉及多方面内容的综合性工作，患者如何进行正确的卧、坐、站、行，都是需要有针对性方法的。

被动手法：对于一些僵硬的肌肉和其他软组织，可以通过被动手法治疗使紧张的肌肉放松下来，有助于脊柱恢复正确的排列位置。

2. 过矫正体操

以腰椎左侧凸患者为例，在做过矫正体操时，可以让患者俯卧位，双下肢向左侧摆至极限位置。由于双下肢向左侧摆后，腰椎会被动地向右侧凸，形成过矫正的体位。在该过矫正体位下，让患者轻轻抬起双下肢，脊柱发力，加强过矫正的效果。做这个动作的时候，患者能够明显感觉到腰椎两侧发力不均衡。在自我矫正的练习中，我们可以让患者坐位时在左侧臀部下方放一本书或一个垫子，将左侧的骨盆垫高，左侧的骨盆升高后，会将腰椎向右侧推，使脊柱处于中立位。垫子或书的高度取决于脊柱侧凸的严重程度和患者的柔韧性，只要腰椎两侧比原来更加对称即可。

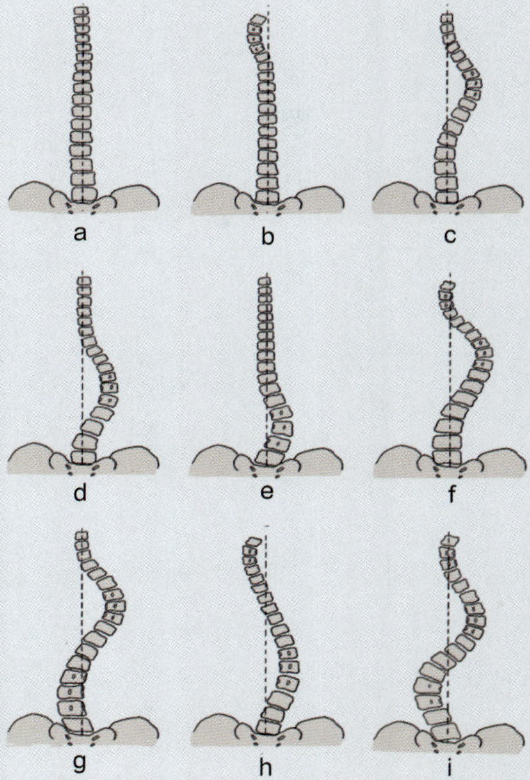

北京协和医院脊柱侧凸保守治疗的 9 种分型

a. 微小弯；b. 单上胸弯；c. 单胸弯；d. 单胸腰弯；e. 单腰弯；f. 上胸弯；g. 胸弯 + 腰弯；h. 上胸弯 + 胸腰弯；i. 三弯

健康 加油站

脊柱侧凸特定性训练的专业性很强，请一定要去正规的医疗机构就诊，不要盲目地自行训练，更不要相信偏方，以免错过最佳的治疗时间。目前，脊柱侧凸特定性训练普及性较好，患者可以选择附近的医院进行学习、治疗，不一定要长途跋涉地到大医院就诊。

第三章

如何降低运动风险

第一节 运动过量对心与肾有哪些影响

一、运动过量会对心血管造成损伤吗

运动过量是否会对心血管造成损伤是一个引起广泛关注的问题。适量运动对心血管健康有积极作用，但当运动量超出个人承受范围时，可能带来负面影响。了解运动过量对心血管的潜在损伤有助于我们更好地制订健身计划，平衡健康和运动之间的关系。

听专家说

运动医学专家指出，虽然运动对心血管系统有诸多益处，如降低血压、改善血脂、增强心肺功能等，但运动过量可能对心脏和血管造成多种损伤。

心脏肥大：长期高强度运动可能导致心脏体积大于正常，有心腔增大和心肌增厚之别。这种情况在运动员中较为常见，是心脏对高强度运动的适应性变化。然而，如果心肌过度增厚，可能会引发心脏问题，如心律失常和心力衰竭。

心律失常：研究表明，运动过量与心律失常之间存在关联。特别是持续进行高强度耐力运动的人群，心房颤动的发生率较高。这是一种常见的心律失常，表现为心跳快速且不规则，使脑卒中和心力衰竭的风险增加。

动脉硬化：虽然适量运动有助于保持动脉的柔韧性，但运动过量可能加速动脉硬化进程。高强度运动导致的炎症反应会损害血管内皮细胞，促进动脉粥样硬化的发展，增加心血管疾病风险。

自由基与氧化应激：运动过量能够促使体内自由基生成增多，导致氧化应激。自由基会损害心肌细胞和血管内壁，长期累积的氧化应激反应可能引发慢性炎症，从而加重心血管系统损伤。

心肌损伤标志物增加：一些研究发现，在马拉松等长时间高强度运动后，运动员血液中的心肌损伤标志物（如肌钙蛋白）水平会出现明显上升，这表明心肌细胞可能受到了一定程度的损伤。虽然这种损伤通常是暂时的，但频繁的高强度运动可能导致累积性心肌损伤。

专家建议，对于大多数人来说，每周进行 150 分钟中等强度运动或 75 分钟高强度运动即可满足健康需求。重要的是，运动量和强度应与个人的体能状况和健康目标相匹配，不应盲目追求高强度或长时间运动。

健康加油站

为保持健康的运动习惯，避免运动过量引发心血管损伤，给出以下几点建议。

循序渐进：无论是开始新的运动项目还是提高运动强度，都应遵循循序渐进的原则。避免突然增加运动量，以防身体无法适应。

监测身体反应：注意运动过程中的身体反应，如胸痛、心悸、极度疲劳等不适症状。如果出现这些症状，应及时休息并咨询医生。

平衡运动与休息：合理安排运动和休息时间，确保身体有足够的恢复时间。过度训练不仅会增加受伤风险，还可能削弱机体免疫力。

健康饮食：保持均衡的饮食习惯，摄取足够的营养物质，以满足运动所需的能量并促进身体的恢复过程。

定期体检：为了维护心血管健康，建议定期进行相关检查，特别是对于有心血管疾病家族史或出现异常症状的人群，以便及时发现潜在问题并采取相应措施。

通过选择科学、合理的运动方式，我们既能享受运动带来的健康益处，又可避免因运动过量而对心血管系统造成潜在损害。

二、运动过量会对肾脏造成损伤吗

运动过量是否会对肾脏造成损伤是一个受到广泛关注和讨论的话题。适量运动会给身体带来诸多益处，但当运动强度和持续时间超出身体承受极限时，会对一些人的肾脏产生不利影响，主要表现为血尿、蛋白尿、电解质紊乱，以及横纹肌溶解导致的急性肾损伤等相关症状。所以，了解运动过量与肾脏损伤之间的关系，能够帮助我们更好地保护肾脏这一重要的代谢器官。

听专家说

运动医学专家和肾脏病学专家均指出，运动过量可能会对肾脏造成多种损伤。

急性肾损伤：运动过量，尤其是高强度耐力运动，如马拉松或铁人三项，可能导致急性肾损伤。这种损伤通常由肌肉分解（横纹肌溶解综合征）引起，肌肉细胞破裂后释放大量肌红蛋白进入血液，肾脏短时间内难以处理这些肌红蛋白，废弃的肌红蛋白急速聚集，从而导致急性肾损伤。

脱水和肾血流量减少：在高强度运动中，人体核心温度升高，身体大量出汗，如果未能及时补充水分，会导致脱水，脱水会减少肾脏的血流量，进而影响肾小球的滤过功能，增加肾损伤的风险。

电解质紊乱：运动过量会导致体内电解质（如钠、钾、钙、镁）丢失，如果不及时补充，可能引发电解质紊乱，进而影响肾脏的正常代谢功能。

炎症和氧化应激：高强度运动

会引发身体的炎症反应和氧化应激，这可能会损伤肾脏细胞，引发慢性肾脏病。

药物和补剂的使用：一些运动员为了有更好的表现，可能会使用非甾体抗炎药或其他补剂。这些药物在大剂量或长期使用时，会对肾脏造成负担，增加肾损伤的风险。

专家建议，对于一般人群，每周进行适度的中等强度运动（如快走、慢跑、游泳等）是有益的。然而，对于高强度耐力运动，特别是长时间和高频率的训练，应谨慎对待，避免超出身体的承受能力而造成损伤。

健康 加油站

为了保持肾脏健康，预防运动过量引起肾脏损伤，需注意以下事项。

摄入充足的水分：确保在运动前、运动中和运动后摄入足够的水分，以避免脱水情况的发生。

制定合理的运动计划：制订适合个人体能水平的运动计划，避免突然增加运动强度和时长，应逐渐提高运动量，让身体有时间适应。

监测运动反应：在高强度运动后，注意身体的反应，如果出现诸如尿液颜色变深、尿量减少、肌肉疼痛等症状，应及时休息并咨询医生。

维持电解质平衡：在长时间或高强度运动中，应适当补充电解质饮料，以维持体内电解质平衡，预防电解质紊乱。

避免使用不必要的药物：在运动过程中，尽量避免使用非甾体抗炎药等对肾脏造成较重负担的药物。如确实需要使用，应在医生指导下进行。

通过采取科学合理的运动方式，我们既能获得运动带来的健康益处，又能有效保护肾脏，避免因运动过量而引发肾脏损伤。

第二节 如何识别并应对运动过量

一、如何判断运动过量

适量运动有益于身体健康，但运动过量可能对健康产生不利影响。判断自己是否运动过量对于保持健康、预防运动损伤至关重要。了解运动过量的症状和预防方法，有助于科学合理地制订运动计划。

听 专家说

运动医学专家指出，运动过量通常表现为一系列身体和心理的反应。以下是一些常见的运动过量的迹象和症状。

疲劳感和体能下降：尽管进行了充分的休息和恢复，仍然感觉极度疲劳，运动表现下降，无法完成以往的训练量或训练强度。

肌肉和关节疼痛：持续的肌肉酸痛和关节疼痛，特别是未受伤的部位出现长期疼痛，可能是运动过量的表现。

心率异常：静息心率显著升高或运动中出现心跳过速或心律不齐的情况，表明身体可能处于过度训练状态。

免疫力下降：反复感冒、咽痛或伴有其他感染，表明身体免疫系统功能受损，可能是由运动过量导致的。

睡眠问题：入睡困难、易醒或睡眠质量下降是运动过量的常见症状，身体在夜间难以有效恢复。

心理问题：情绪低落、焦虑、易怒或缺乏动力，都可能是运动过量引发的心理反应。

食欲变化：运动过量可能导致食欲不振或过度饥饿，体重出现异常波动。

运动表现停滞不前或有所下降：

尽管增加了训练量和强度，但运动成绩停滞不前甚至下降，这可能是身体发出的信号，提示需要减少训练量。

专家建议，运动应遵循循序渐进的原则，避免突然增加运动量和强度。应制订合理的运动计划，结合个人体能状况和健康目标，确保有足够的恢复时间。

健康 加油站

以下几点建议可帮助您远离运动过量，维持健康状态。

制订合理的运动计划：根据个人体能水平和健康目标，制订科学合理的运动计划，逐步增加运动量和强度，避免突然加量。

监测身体反应：注意运动后的身体反应，及时识别运动过量的信号，如持续疲劳、疼痛等。如有不适，应减少运动量并咨询医生。

保证充足的休息和恢复时间：确保每周有一至两天的休息日，让身体得到充分的修复。充足的睡眠也是促进体能恢复的重要环节。

科学饮食：保持均衡的饮食，摄取足够的营养，有效补充运动中的能量消耗并帮助身体及时恢复。

多样化训练：避免单一的训练方式，结合有氧运动、力量训练和柔韧性训练，减少身体某一部位的过度负荷。

定期体检：定期进行身体检查，尤其是对心血管和肌肉骨骼系统的检查，确保身体处于良好状态，适应运动负荷。

通过采取科学合理的运动方式，我们既能获得运动带来的健康益处，又能避免运动过量对身体的潜在伤害，保持长期的健康和活力。

二、运动中出现什么情况需要立即停下来

运动对于保持身体健康至关重要，但在运动过程中，有些情况下我们需要及时停止，以避免潜在的健康风险。那么，运动中出现哪些情况时需要我们特别重视，并立即停止运动呢？常见的如胸痛、头晕、呼吸困难、极度疲劳和急性疼痛等，当在运动中出现这些信号时，提示可能存在潜在的健康隐患，应及时停下来，以免造成进一步损伤。了解这些信号，对确保我们的运动安全非常重要。

听 专家说

胸痛或胸部不适：是身体发出的求救信号，提示心脏方面存在隐患，如心绞痛或心肌梗死。如果在运动中感到胸痛、胸闷、压迫感或烧灼感，应立即停下来，寻求医疗帮助。这些信号不容忽视，因为心脏病发作往往会造成致命的后果。心脏病发作时常伴有呼吸急促、恶心、出冷汗等症状，应特别引起重视。

头晕或晕厥：在运动中出现头晕、头重脚轻或晕厥，可能是由血压过低、脱水、血糖低或心律失常引起的。这些情况可能导致大脑供血不足，从而影响运动安全。如果感到头晕或有晕倒的迹象，应立即停止运动，坐下或躺下，尽量将腿部抬高，并补充水分或食物。短时间休息通常可以缓解这些症状，但如果症状持续存在，应寻求医疗帮助。

呼吸困难或胸闷：在运动中感到呼吸困难、喘不过气或胸闷，可能是由过度运动、哮喘、变态反应或其他呼吸系统疾病引起的。这些症状需要引起高度重视，应立即停止运动，休息并进行深呼吸。如有哮喘病史，应随身携带哮喘喷雾剂，并及时使用。如果呼吸困难没有缓解，立即寻求医疗帮助。

极度疲劳或虚弱：虽然适度运动会让人感到疲劳，但如果在运动中感

到极度疲劳、虚弱无力，可能是身体发出的警告信号，提示您的运动量已经超出了身体的承受能力。此时应停止运动，进行适当的休息和恢复。长期忽视这种信号可能导致过度训练综合征，影响身体健康。保持适度的运动量，避免过度训练，才能持续获得运动带来的益处。

急性疼痛：特别是关节、肌肉或骨骼的剧烈疼痛，可能预示着拉伤、扭伤或其他运动损伤。如果出现急性疼痛，应立即停止运动，以防造成进一步伤害。可以采取冰敷、抬高受伤部位和压迫等急救措施积极自救，并尽快就医。忽视急性疼痛可能导致更严重的损伤，需要更长时间恢复。

健康加油站

运动中出现胸痛、头晕、呼吸困难、极度疲劳或急性疼痛时，务必立即停止运动并寻求医疗帮助。记住，健康的运动应以身体安全为前提。运动时安全第一，健康至上！关注身体信号，适度运动，确保长久健康。

第三节 运动中出现不适如何自救

一、运动中出现心脏不适如何自救

运动中如果出现心脏不适的症状，如胸痛、胸闷、心悸或呼吸急促，可能预示着心脏问题，如心绞痛或心肌梗死。及时采取正确的自救措施，可以在关键时刻保障生命安全。那么，运动中出现心脏不适时该如何自救？以下将为您详细解答。

听 专家说

停止运动，立即休息：一旦在运动中出现心脏不适，首先要立即停止运动，迅速找到一个安全、舒适的地方坐下或躺下，避免继续运动加重心脏负担。休息时保持安静，尽量减少活动，以减轻心脏负担。

深呼吸，放松心情：停止运动后，进行深呼吸有助于缓解紧张和焦虑。慢慢地吸气，尽量使气息深入肺部，然后缓慢地呼气。重复几次深呼吸，可以帮助恢复平静，减轻心脏的负担。放松心情对于缓解心脏不适非常重要。

使用急救药物：如果您有心脏病史，应随身携带医生开具的急救药物，如硝酸甘油片或其他心脏急救药物。在出现心脏不适时，可以按照医生的指导建议使用这些药物。硝酸甘油片通常放在舌下，能够迅速缓解胸痛。但如果不确定如何使用，请立即寻求医疗帮助。

寻求帮助：在心脏不适的情况下，不要犹豫，立即寻求帮助。如果身边有其他人，可以寻求他们的帮助，或使用手机拨打 120 急救电话，描述您的症状，并告知您所处的位置。尽量保持冷静，等待专业医疗人员的到来。

避免自驾就医：在出现严重心脏不适时，切勿自行开车去医院。这不仅会增加您自身的风险，还可能危及他人的安全。等待急救人员的到来或请求他人协助送医是更为稳妥的选择。

健康
加油站

运动中出现心脏不适时，应立即停止运动，深呼吸并放松，使用急救药物，并及时寻求帮助，不要自行开车去医院。记住，快速、正确的反应可以挽救生命。运动时，随时关注身体信号，确保健康和安全。健康运动，从细节做起！

二、运动性低血糖应如何预防或避免

运动性低血糖是指在运动过程中或运动后，血糖水平下降，导致出现头晕、乏力、心悸、出冷汗等症状。这种情况尤其常见于糖尿病患者，但也可能发生在普通人身上。为了预防或避免运动性低血糖，了解其原因并采取相应措施非常重要。以下将为您详细介绍预防和避免运动性低血糖的方法。

听专家说

了解血糖水平：在运动前，了解自己的血糖水平是预防低血糖的重要步骤。对于糖尿病患者，建议在运动前监测血糖，确保其处于安全范围内。如果血糖过低，建议在运动前适量进食，以提高血糖水平。普通人也可以在运动前适量进食，以预防运动过程中血糖过低。

合理安排饮食:饮食对预防运动性低血糖起着关键作用。在运动前1~2小时,可以适量摄入含碳水化合物的食物,如全麦面包、燕麦片、水果等。这些食物可以提供持续的能量供应,帮助维持稳定的血糖水平。在运动过程中,尤其是长时间或高强度运动时,可以适量补充含糖饮料或零食,以防止血糖过低。

调整运动强度和时间:运动强度和时间对血糖水平有直接影响。初学者或体质较弱者应逐步增加运动强度和时长,避免突然进行高强度或长时间的运动。适当的运动强度和时长可以帮助身体逐步适应,避免由过度运动导致的低血糖。此外,可以将运动分为多次进行,每次运动时间不宜过长,以避免血糖急剧下降。

随身携带糖果或含糖饮料:在运动过程中,随身携带一些糖果、含糖饮料或葡萄糖片,可以在出现低血糖症状时及时补充。这些含糖食品可以快速提升血糖水平,缓解低血糖症状。特别是糖尿病患者,应随身携带这些急救食品。

关注身体信号:在运动过程中,随时关注身体信号,及时识别低血糖症状。如果出现头晕、心悸、出冷汗、乏力等症状,应立即停止运动,休息并补充糖分。切勿忽视这些信号,因为低血糖如果得不到及时处理,可能会引发更严重的健康问题。

健康 加油站

运动前适量摄入含碳水化合物的食物,运动中随身携带糖果或含糖饮料,逐步增加运动强度和时长,随时关注身体信号,及时补充糖分。这些措施可以有效预防和避免运动性低血糖,确保运动安全和健康。牢记这些小贴士,享受健康运动的乐趣!

三、心血管疾病患者冬季运动时应注意什么

冬季气温较低，心血管疾病患者在进行运动时需要格外小心。低温环境会增加心脏负担，导致血压升高和血管收缩。因此，心血管疾病患者在冬季运动时需要采取一些特别的预防措施，以确保安全和健康。那么，心血管疾病患者冬季运动时应注意哪些事项呢？

听专家说

合理选择运动项目：心血管疾病患者在冬季应选择适合自己的运动项目，避免高强度和剧烈运动。适宜的运动包括散步、慢跑、太极拳和室内有氧运动等。这些运动强度适中，有助于增强心肺功能，同时不会给心脏造成过大负担。

注意保暖：冬季运动时，保暖非常重要。低温会导致血管收缩，增加心脏负担。心血管疾病患者在运动前应穿戴保暖的衣物，包括帽子、手套和围巾，避免身体部位直接暴露在寒冷的空气中。运动过程中如果出汗，应及时更换湿衣服，以防着凉。

密切关注身体状况：心血管疾病患者在冬季运动时，应密切关注自己的身体状况。在运动前、运动中、运动后都应监测心率和血压，确保其处于安全范围内。如果感到胸痛、头晕、呼吸困难或极度疲劳，应立即停止运动并休息。如果症状持续或加重，应尽快就医。

合理安排运动时间：冬季气温较低，心血管疾病患者应尽量选择在气温较高的时段进行运动，如中午或下午。避免在清晨或傍晚进行运动，因为此时气温较低，容易引发心血管问题。此外，选择阳光充足的天气进行运动，可以增加身体的舒适感和安全性。

控制运动强度和时间：冬季运动应循序渐进，避免突然增加运动强度和时长。心血管疾病患者在开始运动前，可以进行 5~10 分钟的热身运动，以逐步适应寒冷环境。运动时间不宜过长，每次 30~60 分钟为宜，根

据个人身体状况适当调整。运动结束后，应进行适当的放松活动，帮助身体恢复。

避免独自运动：心血管疾病患者在冬季进行运动时，尽量不要独自运动。最好有家人或朋友陪同，一旦出现紧急情况可以及时获得帮助。此外，随身携带手机等通信设备，确保在需要时能够迅速联系他人。

健康
加油站

冬季运动时，心血管疾病患者应选择适宜的运动项目，注意保暖，密切关注身体状况，合理安排运动时间，控制运动强度和时长，并避免独自运动。安全第一，健康运动，从细节做起。保持适度运动，助力心血管健康，享受冬日的运动乐趣！

86